Merve Çıkılı Uytun

Bebeklikten erişkinliğe her yönüyle bağlanma davranışı

Merve Çıkılı Uytun

Bebeklikten erişkinliğe her yönüyle bağlanma davranışı

Türkiye Alim Kitapları

Impressum / Künye
Bibliografische Information der Deutschen Nationalbibliothek: Die Deutsche Nationalbibliothek verzeichnet diese Publikation in der Deutschen Nationalbibliografie; detaillierte bibliografische Daten sind im Internet über http://dnb.d-nb.de abrufbar.

Deutsche Nationalbibliothek tarafından yayınlanan bibliyografik bilgiler: Deutsche Nationalbibliothek, bu yayını Deutsche Nationalbibliografie'de listeler; detaylı bibliyografik bilgi İnternet'te http://dnb.d-nb.de sitesinde mevcuttur.

Coverbild / Kitap kapağı resmi: www.ingimage.com

Verlag / Yayıncı:
Türkiye Alim Kitapları
ist ein Imprint der / yayınevinin bir ticari markasıdır
OmniScriptum GmbH & Co. KG
Bahnhofstraße 28, 66111 Saarbrücken, Deutschland / Almanya
Email / E-posta: info@turkiye-alim-kitaplary.com

Herstellung: siehe letzte Seite /
Basım yeri: son sayfaya bakın
ISBN: 978-3-639-81366-1

BEBEKLİKTEN ERİŞKİNLİĞE HER YÖNÜYLE BAĞLANMA DAVRANIŞI

Uzm. Dr. Merve Çıkılı Uytun

Çocuk ve Ergen Ruh Sağlığı ve Hastalıkları Uzmanı

İÇİNDEKİLER

GİRİŞ

Bağlanma davranışı, "yaşam zorluklarıyla daha iyi baş etmek için uygun olarak görülen diğer birine yaklaşmak ve onunla birlikteliği sürdürmek için bireyin gerçekleştirdiği davranışlardır." (1)

Bağlanma biçimi yaşamın erken dönemlerinde belirlenen ve süreklilik gösterdiği düşünülen, kişinin diğer insanlarla ilişki kurma örüntüsünü şekillendiren bir fenomendir. Bağlanma, anne-çocuk arasında oluşan bağlanma ile başlar ve yaşam boyunca farklı şekillerde devam eder. Eşlerin birbirine bağlanması, arkadaşların birbirine bağlanması, bir takıma, ülkeye, bir dine bağlanma, tutku ve aşk bağlanma davranışının yaşam boyu süren diğer şekilleridir. İlk temel ilişki olan anne çocuk ilişkisi, sonraki yaşam dönemlerindeki bu bağlanmalar için örnek teşkil etmektedir (2). Sağlıklı ve güçlü bir bağlanma sonucunda çocuk kendine ve başkalarına güvenebilecek, dünyayı keşfedebilecek ve karşılaştığı hayat değişikliklerine uyum sağlamayı öğrenebilecektir. İlk temel ilişkide ortaya çıkan yetersizlikler ya da meydana gelen aksamalar ise bağlanmayı olumsuz yönde etkileyecektir. Değişmez değilse de bağlanma güvenli veya güvensiz olarak bir kez belirlendikten sonra çok az değişiklik göstermektedir. Bowlby' nin çalışmalarından başlamak üzere güvensiz bağlanma biçimi daha sonraki yaşam dönemlerindeki ilişkilerde de güvensizlik ve duygusal güçlüklere yol açabileceği gibi aynı zamanda çeşitli psikopatolojilerin de belirleyicisi olarak düşünülmektedir (3,4). Yani bağlanma davranışı, yaşam boyu kişisel ve sosyal hayatı, profesyonel ilişkileri, stres kontrolünü, fiziksel ve psikolojik sağlığı ve hatta bilişsel gelişimi etkilemektedir (5). Goldfarb ve Spitz 'in birçok araştırmalarında yetimhanelerde bakım görmüş, sıcak, yakın bir ilişkiden mahrum kalmış çocukların bedensel ve ruhsal açıdan yeterince gelişemedikleri, zekâ geriliği ve anksiyete bozuklukları gelişme riskinin daha fazla olduğunu göstermeleri bu sonuçları desteklemektedir (6,7,8,9,10).

Bağlanma sistemi bazı açılardan beden ısısını, kan basıncını ve benzerlerini düzenleyen fizyolojik sistemlere benzer. Fiziksel yakınlığı korumaya karşı gerçek veya o şekilde algılanmış bir engel kaygı ile sonuçlanır ve kaygı sırasında yakınlığı yeniden korumak amaçlı bağlanma davranışları başlar. Böyle davranışlar yakınlığı korumak için konulan amaca ulaşıncaya kadar ısrarlı bir şekilde devam eder. Kaygıyı kutusunda tutmak için gerekli yakınlık derecesi çocuğun yaşını, duygusal ve fiziksel durumunu, algısal çevresel tehdidi de içeren bir dizi iç ve dış etmenle ilişkilidir. Yakınlığın sağlanıp korunması güvenlik ve sevgi duygularına yol açarken, ilişkide herhangi bir kesinti genellikle kaygıya, bazen de üzüntü ya da kızgınlığa neden olur. Bu nedenle Bowlby, bağlanmanın duygusal bir bağ olduğunu ileri sürmüştür (3).

BAĞLANMA KURAMI

İlk olarak Bowbly' nin 1958' de bağlanma terimini kullanması ile bağlanma kuramının temellerinin atıldığı kabul edilmektedir. Bowlby' nin bu konudaki araştırmaları ise, 1944 yılında 44 çocuk hırsızı incelediği çalışması sırasında çocuk ve ergen hırsızların bebeklik ve erken çocukluk döneminde annelerinden uzun süre ayrı kaldıklarını fark etmesi ile başlamıştır (11). Psikoanalitik gelenekte eğitilmiş olan Bowbly 'nin bu çalışmadan ve özellikle 1951 yılında yayınladığı Dünya Sağlık Örgütü raporundan sonra psikoanalitik kurama ilişkin doyumsuzluğu artmış ve sorularına yanıt arayışı, farklı yönlere yönelmesine neden olmuştur (12). Çünkü psikoanalitik kuramın "çocuklar annelerini onunla açlık güdüsünün doyurulması arasında bir çağrışım kurduklar için severler" görüşü ile kendi gözlemlerinin çeliştiğini gözlemlemiştir. Öyle ki görevliler tarafından beslenip bakım görmelerine karşın kurumlardaki çocukların aşırı sıkıntılı, kaygılı ve hatta gelişimlerinde gerilik olduğunu görmüştür (13).

Böylece Bowlby kendi ifadesi ile insan sosyal davranışını "beşikten mezara" etkileyecek olan uyum ve kontrol sisteminin bir icraatı olarak gördüğü bu teoriyi geliştirirken, hakkında bir biyografik eser yazacak kadar saygı duyduğu Darwin' den, psikanalizden, organizmik fonksiyonel bir sistem teorisinden, etolojiden ve hayvan psikolojisinden yararlanmıştır (14,15). Bowlby ' ye göre bağlanma davranışı içgüdüsel bir eğilimden kaynaklanmaktadır ve temel hedefi içgüdüsel ihtiyaçların karşılanmasıdır. En etkili davranışsal sistem olup, sosyal ilişkilerin kurulmasında ana belirleyici unsurdur (14,16).

Bowlby ve Ainsworth, ilerleyen dönemde bağlanma davranışlarının Piaget' in bilişsel gelişim olarak tanımladığı süreçlerle benzer bir süreçte geliştiğini belirtmişlerdir (17,18). Piaget, bebeklerin çevresini etkileyerek, yeni ve karmaşık şartlara adapte olabileceklerini ve davranışsal şemalar geliştirebileceklerini belirtmiştir (19). Buradan temel alarak Bowlby, bebeklerin kendileriyle yakın ilişkide bulunan bakıcıya ait içsel çalışma modelleri geliştirdikleri kanısına varmıştır. Böylece bağlanma figürünün çocukların rahatlık, korunma ve keşfetme ihtiyaçlarını karşıladıkları ilişkilerinde çocuk, tamamlayıcı içsel modeli geliştirme eğilimindedir

(3,13). Eğer bağlanma figürü çocuğun rahatlık, korunma ve keşfetme ihtiyaçlarını gidermede yetersiz ve güvensiz tutum gösterirse, çocuk, kendisini değersiz ve yetersiz olarak hissedeceği bir içsel çalışma modeli geliştirir (20). Bowbly'e göre, bu modeller daha sonraki yakın ilişkilerde düşüncelere, duygulara ve davranışlara yol gösterirler (21). Bowlby tarafından ilk olarak tanımlanan bağlanma kuramı, Ainsworth ve arkadaşları tarafından geliştirilmiştir (22). Ainsworth 'un yabancı durum testi bu konuda oldukça önemlidir ve annesinden ayrılan ve sonradan annesiyle buluşturulan çocukların tepkileri ile güvenli ve güvensiz bağlanma örüntülerini değerlendirmeye olanak sağlamıştır. Bartholomew ve Horowitz ise kişinin kendisi ve başkaları ile ilişkili içsel çalışma modelinden yola çıkarak, güvenli, saplantılı, kayıtsız ve korkulu bağlanma biçimlerini tanımlamışlardır (23). Bu alanda yapılmış olan, bağlanmanın değerlendirildiği araştırmaların en tanınmışı Harlow (Schrier ve Harlow, 1958)' un maymunlarla yaptığı deneydir. Doğumdan hemen sonra yavru maymunlar, annelerinden ayrılarak, kendileri için hazırlanan kafeslerde rahat bir şekilde tek başlarına beslenip büyütülmüşlerdir. Kafeslere biri tahta başlı, silindir seklinde ve telden yapılmış, diğeri ise tahta bloktan yapılmış olup, yumuşak ve kahverengi bir kumaşla örtülmüş yapay anneler monte edilmiştir. Ayrıca tel mankenin göğsüne bir biberon yerleştirilmiştir. Her iki yapay annenin, arkasına yerleştirilen ampul sayesinde, temas anında yavru maymunlara sıcaklık verebilmeleri sağlanmıştır. Araştırmacılar yavru maymunların süt vermeyen, ancak sıcak ve yumuşak olan gerçeğe daha çok benzeyen anneyi tercih ettiklerini, korktuklarında ve uyumak istediklerinde ona sarıldıklarını gözlemişlerdir. Bu çalışma; Bowlby' nin de çıkış noktası olan fizyolojik gereksinimlerin karşılanmasının tek başına bağlanmanın oluşmasında yeterli olmadığını bir kez daha kanıtlamıştır. Ayrıca Harlow' un çalısmalarının diğer bir sonucu; gerçek anne-bebek ilişkisinden yoksun kalan maymunların büyüdüklerinde çiftleşmekte zorlandığı, erkeklerin çiftleşemedikleri, dişi maymunların ise kendi yavrularına karsı ciddi cezalar uyguladıkları şeklindedir (24,25).

BAĞLANMANIN GELİŞİMİ

DOĞUM ÖNCESİ DÖNEM VE BEBEKLİK DÖNEMİ

Anne - bebek arasında bağlanma gebelikte başlamaktadır (26). Doğum öncesi dönemde fetüs, annenin duygulanımlarına yanıt verebilmektedir. Yirmi altıncı haftada fetüsün algılama, tepki gösterebilme ve işittiği bilgileri yakalama yeteneklerinin olduğu bildirilmektedir (27, 28). Bu durumda, doğum öncesi dönemde, annenin bedeninde meydana gelen değişiklikleri benimsemesi, olumlu duygularını henüz doğmamış olan bebeğine aktarabilmesi bağlanmanın ilk temellerini oluşturmaktadır. Hamilelik döneminde annenin karnına dokunması yoluyla bebeğin tensel olarak hissedilmesi ve bebeğin kabulü bağlanma ilişkisi için oldukça önemlidir. Bu noktada, annenin fetüse ilişkin oluşturduğu tasarımın içeriği ön plana çıkmaktadır (29). Bu dönemde bağlanma biçimi, annenin bebekliğindeki kendi bağlanma biçiminden etkilenir. Aynı zamanda anne gebelik ve loğusalık döneminde, kendisinin bebekken, annesine bağlanma geliştirdiği süreçte yaşadığı güçlük ve çatışmaları tekrar yaşayabilir (26,30). Eğer anne, kendi anne babası ile sıcak, sevgi dolu ve güvenli bir bağlılık ilişkisi kurmuşsa bu durum evliliğine ve çocuğu ile olan ilişkisine de yansımaktadır (29,31).

Anne ve bebek arasındaki bağlanma ilişkisi baba ve kardeşlerin katılımı ile de güçlenmektedir. Bu sosyal desteğin niceliği ve niteliğiyle anne-bebek bağlanması arasında kuvvetli ilişkinin olduğu bildirilmektedir (32).

Bowbly' nin bağlanma kuramının temelinde doğumlarında aşırı olgunlaşmadıkları için insan bebeklerinin yalnızca bir yetişkinin onlara bakmaya ve korumaya istekli olduğunda yaşayabilecekleri varsayımı bulunmaktadır (14,21). Bowlby'e göre insanların doğuştan gelen psikobiyolojik sistemleri vardır. Bu sistem bebeğin yaşamını sürdürebilmesi için gereksinim duyduğu şeyleri karşılayacak olan önemli diğer insanlarla bağ oluşturması için bebeği güdüler. Bebeklerin, bakım veren kişi ile etkileşimi sağlamaya yardımcı davranışlar (emme, izleme, gülümseme, ağlama, dokunma) ile donanımlı olarak dünyaya gelmiş olmaları da bu bağın gelişmesini sağlar. Bebeğin doğuştan getirdiği bu özellikler, bakım veren ile düzenli ve tutarlı bir etkileşim sonucu giderek gelişir (21,33).

Çocuklar görünüşte bağlanma davranışlarını ulaşılabilir herhangi bir kişiye yönlendirebilirler. Ancak gerçekte yaşamın 6. ya da 7. ayına kadar bütün normal bebekler bu davranışları kendi seçimlerine bağlı olarak kendisiyle yakınlık kurmak istedikleri ve kendisinden ayrı kalmaya itiraz ettikleri bir tek kişiye yöneltirler. Bebekler için önemli olan kişi, kendi sıkıntı ya da zorlanmalarına olumlu tepki veren kişidir. Ayrıca bu tepkinin kalitesi de önemlidir. Böylece tanıdıklık ve olumlu tepkisellik tercihleri belirler ve bağlanma kişisi seçilir (3). Birincil bağlanma figürü çoğunlukla annedir. Buna karşın, bebeklerin çoğunda anneyle olduğu kadar babayla da temel bağlanma olmaktadır. Anne tarafından desteklenen babaların, bebekleriyle aralarında güvenli bir bağlanma geliştirebilme olasılıkları yüksektir. Eğer anne ve babadan her ikisi de uyarıcı kaynağı ise, bebeğin, hem annesine hem de babasına güvenli bağlanma geliştirebilmesi olasıdır. Bunun gerçekleşmesinde, bebeğin algıları da etkilidir. Baba, anneye göre sesinin tonu, giyimi, verdiği tepkileri, kokusu ve dokunuşu yönünden farklıdır. Bu sayede, bebek, anne ve babasının iki farklı kişi olduğunu öğrenmektedir. Anne ya da babanın birinin ortamdan ayrıldığı durumlarda bebek, farklı bir sevgi kaynağının yanında olduğunu bildiğinden rahattır. Bu dönemde bebekler genelde acıktıklarında ve yorulduklarında annelerini, aktif oyunlarda ise babalarını tercih etmektedirler (34).

Bağlanma gelişim sürecini dönemlere ayırdığımızda; **doğumdan 8-12 hafta**ya kadar olan bağlanma öncesi dönemde bebek annenin uyaranları ile hareketlenir. Çevresindeki kişilere yönelme davranışı gösterir ancak kişileri ayırt edebilme yetisi yoktur ya da çok kısıtlıdır. Bağlanmanın ilk işaretleri **8-12 haftadan 6 aya** kadar uzanan ikinci dönemde ortaya çıkar. Bu dönemde bebek anneyi yabancılardan ayırt etmeye ve dikkatini daha çok anneye yönlendirmeye başlar. Bağlanmanın tam olarak gözlendiği üçüncü dönem **6-24 ay** arasıdır. Bağlanma yaklaşık olarak ilk yirmi dört ay içinde şekillenmektedir (21,27). **Yirmi beşinci aydan sonra anneden** bağımsız olan bebeğin, annesiyle geliştirdiği karmaşık bir ilişki vardır. Sürecin sona erme noktasına "amacı koşullara göre düzeltilmiş ortaklık" adı verilir. Burada yakınlığı korumanın amacı, çocuğun doyumu erteleme ve bakıcının ulaşılabilirliğinin bilişsel olarak temsil edebilme yeteneğine göre ayarlanmıştır. Bu noktada bakıcı ve çocuk aralarındaki ilişkinin koşullarını görüşmeye veya pazarlık etmeye başlayabilir ve her biri kendi amacı hakkında sözel iletişime girebilir, amaçlarını eşgüdümlü hale getirebilirler. Böylece bebeklik döneminde bağlanma davranışı geliştirilmiş olur (1,3,21). Bağlanma kuramının üç temel ilkesi şunlardır; insan yavrusu bağlanmayı kolaylaştıracak davranış örütüleri ile doğar; yakınlığın sürdürülmesi, diğerinin de yakınlaşma gereksinimini karşılar; yaşanan deneyimler sonucu çocuk kendini ve dış dünyayı bir anlamlandırabilir. Bunu bütün ilişkilerine genelleyerek bütünleştirir ve bir zihin modeli şeklinde içselleştirir.

Bowlby'e göre, erken çocukluk döneminde bağlanma figürü olan anne ve babaların tekrarlayan davranış örüntüleri çocukların oluşan zihinsel şemalarını şekillendirir (14,21). Bu şemalar çocuk üzerinde yaşam boyu süren etkiler göstermektedir. Bağlanma kuramına göre, ebeveyn davranışları ve etkileşim biçimi daha sonraki yıllarda da yakın ilişkilerdeki beklenti, inanç ve tutumları yönlendiren "içsel çalışma modellerinin" temel içeriğini oluşturur. Kurama göre anne ve çocuk etkileşimi sürecinde zihin modelinin iki temel şeması, birbirini doğrulayıcı ve tamamlayıcı biçimde gelişen ''Değerli ben'' ve ''güvenilir o'' şemalarıdır. Bu iki şema, yakın ilişkilerde yaşanan bağlanma kaygısı, mesafeyi koruma ve kaçınma davranışları ile ilişkilidir (16,21) . Çocuk ihtiyacı olduğunda bakıcısından gereken desteği ve olumlu tepkiyi görürse bakıcısının ulaşılabilir, güvenilir ve destekleyici olduğuna ilişkin bilişsel temsiller geliştirir. Tersi durumda ise çocuğun bakıcısı çocuğun gereksinimlerine duyarsız kaldığında ya da birbiriyle uyuşmayan tepkilerle karşılık verdiğinde çocuk bağlanma figürünü reddedici, kendisini de sevilmeye ve desteklenmeye değmez biri olarak görür (16).

Ainsworth ve arkadaşları güvenli ve güvensiz bağlanma arasındaki farklılıkları ortaya koymak amacıyla laboratuar ortamında inceleme yapmışlardır (22). Çalışmalarında 1-2 yaşındaki çocukları bilmedikleri bir ortamda gözlemleyerek, araştırma çabalarında bakıcılarını ne derece güvenli üst olarak kullandıkları, ortamdaki bir yabancının yakınlık çabalarına nasıl tepki verdikleri ve yabancı bir ortam-da bakıcının yokluğundan kaynaklanan kaygıyla nasıl baş ettiklerini incelemişlerdir. Ainsworth ve arkadaşları bu çalışmayla çocukların bağlanma stillerini üç gruba ayırmıştır. **Güvenli (secure)** olarak sınıflandırılan çocuklar, bakıcıları ile birlikteyken istekli bir şekilde ortamı araştırırlar. Bakıcının yokluğunda ise çok az kaygı tepkisi gösterirler. Bakıcı ortama geri döndüğünde, bakıcıyla yakın temas kurarak ortamı araştırmaya devam ederler. **Kaygılı-kararsız (anxious-ambivalent)** olarak sınıflandırılan çocuklar ortamı çok fazla araştırmazlar. Bakıcılarının yokluğunda oldukça kaygılanıp, dönüşü üzerine de kolay kolay yatışmazlar. Bakıcılarına karşı yakınlık ve temas isteğine eşlik eden kızgınlık ve direnç içeren ikilemli tepkilerde bulunurlar. Son olarak **kaçınan (avoidant)** olarak sınıflandırılan çocuklar bakıcılarından ayrı oldukları sürece çok az stres tepkisi gösterip, bakıcıları ile yakınlığı reddederler. Bakıcıları ile bir araya geldiklerinde bakıcılarından uzaklaşıp dikkatlerini ortama yöneltirler (17,22,35).

Hayatın erken döneminde gelişen içsel çalışan modeller, çocukluktan ergenliğe kadar sürekli olarak pekiştirilir. Ergenliğin sonunda içsel çalışan modeller daha sürekli ve değişime karşı daha dirençli hale gelirler. Ergenler ve erişkinler oluşturdukları içsel çalışan modelleri kendileri için önemli olan ilişkilerde kullanırlar (16).

ERGENLİK DÖNEMİNDE BAĞLANMA

Yaklaşık 60 yıl önce son yayınlanan kitabında Freud; "anne ve bebek arasındaki ilişkinin bebeğin ilk ve en uzun süreli ilişkisi olduğunu ve bu ilişkinin hayat boyu kuracağı diğer ilişkilerin prototipi olduğunu" söylemiştir. O zamanlar için kabul görmeyen bu görüş, Bowlby tarafından modifiye edilmiş ve korunmuştur (36). Bowlby, bağlanma davranışının beşikten mezara insan davranışının bütünleyici bir parçası olduğunu ve erken yaşta oluşan zihinsel süreçlerin çok fazla değişime uğramadan yetişkinlikte de işlevini sürdürdüğünü vurgulamıştır (14).

Ergenlik dönemi biyolojik, mental ve sosyal değişimin ön planda olduğu özel bir dönemdir. Ayrıca insan gelişiminde nörolojik değişimin hızla yaşandığı son dönemdir. Cinsel gelişim ve cinsel ilginin artmasına bağlı olarak önemli değişikliklerin olduğu bu dönemde bağlanma özellikleri de önemli ölçüde revizyona uğramaktadır. Bu değişim hem güvenli hem de tehlikeli olan dünyada, güvenle yaşamak ve ileride kendi çocukları ve eşine karşı bağlanmanın oluşabilmesi için yaşanması gereken bir değişimdir (37).

Raja ve arkadaşları ergenlik döneminde bağlanma sürecini üç biçimde açıklamışlardır. İlk açıklamaya göre, anne-babalardan arkadaşlara yönelmeye doğru bir değişim vardır. Bu değişimle ergenler özerk-liklerini kazanmaya çalışır. Bu açıklamaya göre anne-babaya ve arkadaşlara bağlanma birbiriyle zıt biçimde ilişkilidir. İkinci açıklamaya göre aile ve arkadaşlar ergenler için iki farklı dünya oluştururlar. Anne-babaya bağlanma, arkadaşlara bağlanmadan bağımsız olabilir ve bu iki dünyanın göreceli önemi ergenin kendisini değerlendirmesine sağladığı bağlama göre değişir. Üçüncü açıklamaya göre ise anne-babaya ve arkadaşlara bağlanma birbiriyle olumlu biçimde ilişkilidir (38).

Ergenlik döneminde ailenin dışındaki ilişkiler yoğunlaşır ve ebeveynden bağımsızlaşmaya doğru yol alınır. Bu dönemde akranlarla olan ilişkiler ön plana geçer. Cinsel gelişim ile birlikte bu dönemde bağlanma kapsamında sadece güvenlik değil aynı zamanda üreme de ele alınmaya başlar. Ergenlikteki baskın bağlanma örüntüleri artık cinselleştirilmiştir. Davranışların köken aldığı ikinci temel motivasyon olan cinsel ilginin ortaya çıkmasıyla, bağlanmaya ilişkin güvenliğin sağlanmasına yönelik stratejiler tekrar düzenlenir. Burada güvenli üs diyalektiği tekrar ele alınır. Güvenli bir ergen için hedefteki ilişki, genelde ergenin kendisine cinsel anlamda güvendiği, karşı tarafın onu kabul ettiği ve aynı zamanda kendi cinsel tercihlerini ve duygularını rahatlıkla söyleyebildiği bir ilişki şeklidir. Bu oldukça karmaşık bir hedeftir, çünkü bu ilişki aileleri, akranları ve sosyal ortamı da içermektedir. Bağlanma açısından bakıldığında, ergenlik dönemindeki cinsellik aynı zamanda eş seçimi konusunu da gündeme getirir. Bu noktada konu, iki genç insanın kendi içsel işleyiş modellerinin etkisi altında bir araya gelmesidir. Buna bağlı olarak reddedilme ya da kabul edilme, mevcut deneyim dağarcığı ile uygunluğu ya da uygunsuzluğuna göre anlam bulacaktır (39) .

Ergenin ebeveyne güvenli bağlanma geliştirmiş olması, kimliğin ve benliğin gelişimi açısından da önemlidir. Bu güvenli bağlanma ergene, benliğini oluşturmada ve geliştirmede, benlik saygısını arttırmada ve kimliğini yapılandırmasında yardımcı olur. Ebeveyne karşı geliştirilen bağlanma, benlik saygısı, yaşam kalitesi, affektif durum, psikolojik iyilik hali, kimlik ve okula karşı geliştirilen uyumla ilişkili bulunmuştur (37). Güvenli bağlanma geliştirmiş olan çocuk ve ergenler, affektif olarak pozitiftirler ve kolayca ilişki kurabilirler, ilişkilerinde daha az agresyon gösterirler ve stresle daha iyi başa çıkabilirler (40).

Güvensiz bağlanma geliştiren ergenler, bu dönemde aile içerisinde problemler yaşamaya başlar. Çünkü güvensiz bağlanma geliştiren ergenlerin, ebeveyn yapılarında çoğunlukla ergen tarafından bireyselliklerinin ellerinden alındığına dair bir düşünce gelişmiştir. Ayrıca güvensiz bağlanan ergen, ebeveyni bireyselliğine yönelik tehdit olarak algıladığı için ebeveyni ile çatışma içerisine girer ve ebeveyn sık sık bu çatışmadan dolayı ergene yönelik bezginliğini dile getirir (26). Güvensiz bağlanan ergen, çoğu zaman ailesi dışındaki ilişkilerinde de sorunlar yaşamaktadır. Örneğin; ambivalan bağlanma organizasyonu olan bir ergen için cinsel duygular oldukça kafa karıştırıcı olabilir. Bunlar korku, terk edilme ve hostil özellikli bağlanma duygularını içerir. Çünkü burada içsel işleyiş modelleri genellikle ön görülemeyen yakın ilişkiler üzerine kurulmuştur (39). Ayrıca ambivalan bağlanma örüntüleri geliştirilmiş olan ilköğretim 3. Ve 7. Sınıf öğrencileri erkek çocuklar arasında yapılan bir çalışmada, bu öğrencilerin stresle karşılaştıklarında immatür davranarak suçu, kurban olarak seçtikleri bir başka akranları üzerine attıkları ve sürekli tedirgin ve kararsız davranışlar sergiledikleri ortaya çıkmıştır (41).

Kaçıngan bağlanma organizasyonu geliştirmiş olan bir ergen ise, sevgisiz bir cinsel deneyim, sadece karşısındakini memnun etmeye yönelik ya da rastgele cinsel deneyim gibi savunmacı bir davranış içine girebilir. Bu kişilerin genelde çevrelerindekilere güvenmedikleri için kişileri kontrol altına almaya eğilimli oldukları, öfkelerini doğrudan ifade edemedikleri, bütünlük duygusuna sahip olamadıkları, öz değer duygusunu sürdüremedikleri tespit edilmiştir (42,43). Ayrıca bu ergenler, bağlanma geliştirdikleri ebeveynleriyle ilişkili sorun yaşadıklarında hızla depresyona girerler. Buradaki ergen depresyonu aslında ebeveyn güvensiz bağlanmasının uzantısıdır.

Güvensiz\dezorganize bağlanma geliştirmiş olan ergenlerde ise stres ile baş etmede organize bir davranış gösterememe, sıklıkla fiziksel şiddet uygulama ve kurallara uymama davranışları gözlenmektedir (44). Ayrıca bu ergenler, cinsel baş etme mekanizması olarak sık sık mastürbasyona başvururlar. Kendilerini yalnızlığa itilmiş hissederler. Düşük benlik saygıları ve zayıf baş etme mekanizmaları vardır (26).

Ergenler stresli yaşam olaylarında duygusal destek almak için genellikle arkadaşlarına yönelirler ancak bu ergenlerin anne-babalarının desteğine ihtiyaç duymadıkları anlamına gelmemektedir (45). Araştırmalar ergenlerin anne-babalarını bazı bağlanma ihtiyaçları için kullanmaya devam ettiklerini ve anne-babaya güvenli bağlanmanın genç erişkinliğe kadar bireylerin iyilik halini yordadığını göstermiştir (46,47). Laible'nin ergenlerle yaptığı çalışmasında anne-babaya ve arkadaşlara bağlanma ile sosyal-duygusal beceriler arasındaki ilişkileri incelenmiştir. Çalışmanın sonuçlarına göre; güvenli olarak anne-babaya ve arkadaşlara bağlanma, sosyal-duygusal becerilerle olumlu olarak ilişkilidir. Ancak arkadaşlara güvenli olarak bağlanma ile sosyal-duygusal beceriler arasında daha yüksek düzeyde ilişki bulunmuştur. Laible, bu sonuç için iki açıklama yapmıştır; birincisi, ergenlik döneminde arkadaşlık ilişkilerinin anne-baba ilişkilerinden daha önemli hale geldiği, ikincisi ise arkadaşlık ilişkilerinin ergenlere sosyal-duygusal becerilerini geliştirmeleri için farklı ortamlar sağladığı yönündedir (48).

Bağlanma, yaşamın ilk aylarında gelişmesine rağmen, yaşamın sonraki yıllarını pozitif veya negatif yönde etkileyerek, yaşam boyunca sosyal ilişkilerin gelişiminin temelinde yer alır. Yaşamın erken dönemlerinde gelişen bir davranışın yaşam boyu etkilerinin sürmesinin nedenlerine baktığımızda; yakın ilişkilerdeki beklenti, inanç ve tutumları yönlendiren "içsel çalışma modellerinin" daha önce de belirttiğimiz gibi temelde yer aldığını görmekteyiz. Ergenlerde de içsel çalışma modeli ergenin bağlanmasıyla ilgili zihinsel sürecini, kişiler arası ilişkilerini yansıtır ve yaşamı boyunca değişmeden kişi üzerinde etkisini sürdürür (49). Güvenli bağlanan ergenler güvensiz bağlanma biçimine sahip ergenlere gö-re daha yüksek sosyal-duygusal yeterliliklere ve daha düşük düzeyde saldırgan davranışlara sahiptir (50,51). Güvenli bağlanma biçimine sahip ergenler tehdit durumları ile karşılaştıklarında daha iyimserdirler ve yardıma ihtiyaç duyduklarında aktif olarak yardım almak için çaba içerisine girerler. Bu bireyler daha işlevsel baş etme stratejileri ortaya koyarlar. Benzer biçimde Kobak ve arkadaşları, güvenli bağlanma stiline sahip ergenlerin güvensizlere göre duygusal düzenleme konusunda daha başarılı olduklarını göstermiştir (52).

Sonuç olarak bağlanma ve bağlanma ilişkileri daha çok çocukluk dönemine özgü olarak açıklanmasına rağmen, ergenin yaşamında da önemini korumaktadır (37,49). Bu açıdan bakıldığında, ergenin ebeveynin desteğine ihtiyacı hiç bitmez ancak ergen daima kendini ebeveynlerinden bağımsız bir birey olarak algılar (26). Yani gençlik döneminde ebeveynler ile çocuklar arasındaki ilişki daha az önemli hale gelmez, sadece çocuk ebeveynlerine daha az bağımlı hale ve arkadaşlar da bu dönemde bağlama davranışına katkı sağlamaktadır. Bu bağlanma davranışının da ergenin yaşamının birçok alanınında etkisi olduğu çalışmalarda gösterilmiştir.

ERİŞKİNLİK DÖNEMİNDE BAĞLANMA

Bowlby, yetişkinler tarafından gösterilen bağlanma davranışlarının doğrudan doğruya çocukluktaki bağlanma davranışının devamı niteliğinde olduğunu belirtmektedir (4). Çocukluk döneminde ebeveyne karşı geliştirilen bağlanma ilişkisi, erişkinlik döneminde, uzun dönem etkisini sürdürecek olan romantik ilişkiye dönüşmektedir. Aşkın ve sosyal bağlanmanın işlevi bu dönemde üremeyi kolaylaştırmak, güvenlik duygusu sağlamak ve anksiyeteyi azaltmaktır (53). Bu ilişki biçiminde bireysellik ön planda gibi görünse de, ilişkinin uzun süre devam edebilmesi için bağlanmaya ihtiyaç duyulur. Romantik ilişkiler de doğurganlık, cinsel birleşme ön planda ise de ilişki sürecinde sürekli ebeveynle çocuk ilişkisi yaşanmak istenir, fakat kişi o dönemde artık bir ebeveyndir (26).

İnsanların bebeklik döneminde ebeveynleriyle kurdukları ilişki ile yetişkinlik dönemindeki romantik ilişkileri çeşitli açılardan benzerlikler göstermektedir. Bir çocuğun, bağlanma figürü yanında olduğunda ve gereksinimlerine duyarlılık gösterildiğinde, kendisini güvende hissetmesi gibi yetişkinler de, eşleriyle birlikte olduklarında ve gereksinimlerine doyum bulduklarında kendilerini güvende ve rahat hissederler. Bu durumda, eş, bireyin, örneğin iş yaşamında yaratıcı projeler geliştirmesini [bebeklik dönemindeki çevreyi keşfetme sürecindeki gibi] sağlayan güvenli bir temel olma özelliği taşır (54). Birey kendisini, gergin, hasta veya tehlike içinde hissettiğinde eşi güvenlik, rahatlık ve koruma sağlar. Bir başka deyişle, aşk yaşantısı güvenlik duygusu sağlayan yetişkin bir eşle yaşanan duygusal bir bağdır (26).

Temel dinamikleri benzer olmasına rağmen yetişkin bağlanmasının bebeklik bağlanmasından belirgin farkları da bulunmaktadır (55). İlk olarak, çocukluk bağlanmaları, en yaygın biçimleri ile tamamlayıcıdırlar. Bir bağlanma kişisi bakım sağlar, bakım almaz; bir bebek ya da bir çocuk güvenlik arar güvenlik sağlamaz. Tersine yetişkin bağlanma ilişkileri, en yaygın biçimleri ile karşılıklıdırlar (17,18,55,56). Her ortak aynı zamanda hem bakım verici hem bakım alıcıdır. Üstelik bağlanma ilişkisi dışsal, gözlenebilir etkileşimler düzeyinden içsel olarak temsil edilen inanç ve beklentilere doğru ilerler (57). Bebekler tam olarak rahatlamak için fiziksel temasa gereksinim duyarken, erişkinler için gerektiğinde birisine dokunabilecekleri düşüncesi de rahatlama sağlamaktadır. Önemli olan hissedilen güvenliktir (3). Bunu başarmak için yetişkinler, bebeklerden daha fazla seçeneğe sahiptirler (36). Diğer bir farklılık da bebekler için asıl bağlanma kişisi genelde anne veya babası iken, yetişkinlerin bağlandığı kişi genelde bir akran veya cinsel bir ortaktır. Böylece yetişkin bağlanma ilişkileri bağlanma, bakım ve cinsel ilişkiyi içeren üç davranışsal sistemin bütünleştirmesini içermektedir (3,55). Bununla ilgili olarak yakınlık arayışını neyin güdülediğine ilişkin farklılıklar vardır. Kaygı ve sıkıntı bütün yaşlar için temel güdüleyiciler olarak görülmektedirler. Ancak yetişkin yakınlık arayışı ayrıca koruma ya da rahatlatma veya cinsel etkinlikte bulunma isteği sonucu olabilir. Bağlanmanın, ebeveynlerden akranlara aktarımında; akranlar, bebeklik ve çocukluk sırasında öncelikle ana babasının sorumlu olduğu işlevleri yerine getirmeye başladıklarında bağlanma bir noktadan sonra akranlara geçecektir. Akranlardan sonra ise duygusal ilişki kurulan eşlere aktarılacaktır. Yazından edinilen bilgilere göre bu geçiş yavaş yavaş olmaktadır (3)(Şekil 1.).

ŞEKİL 1.BAĞLANMA DAVRANIŞLARININ TEMELİ

BAĞLANMA DAVRANIŞLARININ TEMELİ

	Ana baba	**Akranlar**
Bebeklik	Yakınlığı koruma Güvenli sığınak Güvenceli Üs	
Erken Çocukluk	Güvenli Sığınak Güvenceli Üs	Yakınlığı koruma
Geç Çocukluk\Erken Ergenlik	Güvenceli Üs	Yakınlığı koruma Güvenli Sığınak
Yetişkinlik		Yakınlığı koruma Güvenli Sığınak Güvenceli Üs

Şekil 1. Bir bağlanma aktarım süreci modeli. Normal gelişim süreci içinde bağlanma davranışları artık birer bire akranlara yöneltilirken, asıl bağlanma kişileri olan ana-baba giderek önemini yitirir.(Hazan, Hutt, Sturgeon ve Bricker, 1991)

Erişkinlik döneminde bağlanma süreçleri ile ilgili ilk çalışmalar Main ve arkadaşları tarafından yapılmıştır (56). Araştırmacılar, erişkin bağlanma görüşmeleri ile bireylerden anne-babaları ile ilişkilerini, bu ilişkilerin zaman içerisinde nasıl değiştiği ve bunların erişkin kişiliklerini nasıl etkilediğini anlatmalarını istemişlerdir. Görüşmeler sonucunda çocukluktan erişkinliğe kadar anne-babayla oluşturulan ilişkinin niteliği belirlenmeye çalışılmış ve Ainsworth'un sınıflandırması kapsamında değerlendirilmiştir (17). Yapılan sınıflandırmayla güvenli olarak sınıflandırılan kişilerin çocuklukla ilgili anılarını daha fazla hatırladıkları ve hatırladıklarının çoğu zaman olumlu olduğu görülmüştür. Kaçıngan olarak sınıflandırılan kişilerin bağlanma ilişkilerinin değerini düşürme eğiliminde oldukları ve özel bağlanma deneyimlerini hatırlamakta sık sık zorlandıkları görülmüştür. Saplantılı olarak sınıflandırılan kişiler anne-babalarını olumlu ve destekleyici olarak tanımlamaktadırlar. Ancak bu kişilerin çocukluk anılarını tutarlı bir şekilde bütünleştirmekte zorluk yaşadıkları görülmüştür (56).

Crowell ve arkadaşları tarafından yapılan bir çalışmada evlilik öncesi ve evlilik sonrası bağlanmaları değerlendirilen bireylerin, güvenli olarak değerlendirilen grubun % 96 'sı evliliklerinde de güvenli bağlanma göstermektedir. Kaçınmacı bağlanma gösterenlerin % 79' u evliliklerinde de kaçınmacı bağlanma gösterirken, % 27 si endişeli gruba kaymıştır. Bu durum bize bağlanma davranışının evlilikte de büyük oranda değişmeden kaldığını göstermektedir (58).

Bağlanma davranışının sinirsel temellerinin değişmeden kalması, bağlanma davranışsal sistemi ve dinamiklerinin yaşam boyunca hemen hemen aynı kalmasının bir diğeri nedeni olarak düşünülmektedir. Bu açıdan yapılan bir çalışmada Erişkin Bağlanma Görüşmesi kullanılarak güvensiz-kaçıngan grupta sınıflandırılmış olan yetişkinlerin, görüşme boyunca elektrodermal aktivitelerinde yükselme olduğu bulunmuştur. Bu durum bu bireylerin emosyonel sistemlerini bastırdıklarını veya deaktive ettiklerini göstermektedir. Bu çalışmanın genişletildiği başka bir çalışmada ise güvensiz bağlanma göstermiş olan erişkinlerin, romantik ilişki kurdukları eşleri ile tartıştıkları sırada elektrodermal aktivitelerinin arttığı gösterilmiştir. Ayrıca güvenli üs komut bilgisi düşük olan bu bireylerin, bağlanma ile ilişkili durumlarda artmış deri iletkenliği göstermelerine bağlanma sıkıntısı ile ilişkili sesler çıkarmaları(bebek ağlaması) eşlik ettiği gözlenmiştir (59). Bu çalışmalar ve birçok çalışma, bağlanma davranışının yaşam boyu etkisini sürdürmesinin nedeni olarak sinirsel temellerin de rol aldığı görüşünü desteklemektedir.

Çocuklukta anne-babaya bağlanma baskınken ergenlik döneminde arkadaşlar, erişkinlikte ise romantik ilişkinin yaşandığı kişiler baskındır. Ancak ergenlik ve genç erişkinlikte arkadaşlar ve romantik ilişkideki kişiler temel bağlanma süreçlerini oluşturmasına rağmen anne-babaya bağlanma hala önemini sürdürmektedir (60).

BAĞLANMANIN NÖROBİYOLOJİSİ

İnsan ve hayvanlarda annelik davranışının gelişmesi için genetik (oksitosin, prolaktin, östrojen alfa reseptör genleri gibi), çevresel (bebeklik ve çocuklukta örnek alınan anne davranışları, doğumdan önce ve sonra bebeklerle karşılaşma, bebeğin uyarısı) ve hormonal [doğumdan önce östrojen ve progesteron, doğum sırasında ve sonrasında oksitosin, prolaktin ve kortikotropin salgılatıcı hormon (CRH)] etkenlerin birlikte geliştirdikleri özel nöral yolaklar gereklidir (61). Canlılardaki bakım verme davranışı, bu nörokimyasal maddelerin etkisinde gelişmektedir (62) ve bu maddelerin öncülü vasotosindir. Vasotosin maddesi annelik davranışını düzenlemektedir. Memelilerde annelik, bakım verme, çocuğu koruma ve cinsellik gibi davranışlarda etkili olan vasopressin ve oksitosin tek bir aminoasit değişimi ile vasotosin maddesinden türemektedirler (63).

Östrojen, prolaktin ve oksitosin hormonları Medial preoptik alan (MPOA) daki reseptörleri vasıtasıyla doğumdan sonra annelik davranışını uyarmaktadırlar. Memelilerde MPOA'nın lezyonlarında annelik davranışı tamamen ortadan kalkmaktadır (64). MPOA annelikle ilişkili birçok törensel davranışın (emzirme, yuva yapma vs.) organize edildiği alandır. Oksitosin doğumdan hemen sonra anneliğin başlaması için gereklidir. (65). Oksitosinin özellikle ilk doğumda annelik davranışının başlatılması için gerekli olduğu ve anneliğin devamında gerekli olmadığı, ilk doğumdan sonraki doğumlarda ise artık oksitosin gerekmeksizin annelik davranışının sürdüğü bildirilmektedir. Annenin ilk doğumu değilse oksitosinin bloke edilmesi annelik davranışını engellememektedir (66). Ayrıca oksitosinin annenin bebeğin işaretlerini anlayabilmesinde ve onu tanımasında da olumlu bir katkı yaptığı ileri sürülmektedir (64). Erişkin kadın-erkek bağlanmasına (arkadaşça veya olgun aşk) eşlik eden sükûnet, güvenlik ve emosyonel birliktelik duygularını sağlayan sistem de, oksitosin ve vazopressin (VP) gibi nöropeptidlerle ilişkili olan sistemdir (53). Vazopressin ve oksitosin erkek ve dişi beyninde farklı davranış şekillerine neden olmaktadır. Oksitosin, vazopressine göre daha çok dişilerin cinsel ve sosyal davranışında etkiliyken; vasopressin ise erkek cinsel davranışında daha fazla etkili olmaktadır ve daha çok saldırganlık ile ilişkilidir (67,68). Oksitosin, babaların çocuklarına karşı daha az saldırgan ve destekleyici olmasını sağlarken vasopressin ise annelik davranışının daha saldırgan yanı ile ilintilidir, bu durum annenin çocuğunu kötülükten korumasına yardımcı olma şeklinde açıklanabilmektedir (66).

Vazopressin de ayrılma sıkıntısını azaltmakta ve sosyal belleğe etkide bulunmaktadır (68). Eğer bir ikilinin sosyal ilişkisi oksitosin, vazopresin ve opioid düzeylerinde yükselmeye yol açıyorsa, bu ikilinin daha sonra da vakit geçirdikleri saptanmıştır. Bu bulgu araştırmacılar tarafından sosyal bağlanmada olumlu duygular ortaya çıkmasını sağlayan hormonların, aynı zamanda bu duyguların belleğe kaydedilmesini de kolaylaştırdığı şeklinde yorumlanmaktadır (69,70). Arkadaşça sosyal ilişki ve cinsel davranışları kolaylaştıran bu maddeler, aynı zamanda da bu ilişkileri sonucu oluşan anıları da güçlendirmektedir. Bellek işlevlerinde önemli bir yeri bulunan hipokampusun, oksitosin ve vazopresin hormonlarına karşı yüksek oranda duyarlılığı belirlenmiştir.

Doğumdan sonra dişide annelik davranışının başlatılmasında prolaktin hormonunun rolü de önemlidir. Memelilerde doğum sonrasında hem annelerde, hem de babalarda bir prolaktin yükselmesi gözlenmektedir
(71). Prolaktin annelik davranışını MPOA'daki reseptörlerini uyararak desteklemektedir (72). Dişi hayvanlar yavru hayvanlarla karşılaştıklarında prolaktin salınışı artar. Prolaktin reseptörleri olmayan fareler yavrularına annelik davranışını gösteremezler (73). Kadınların önceki doğum deneyimleri arttıkça merkezî sinir sistemi prolaktin reseptörlerinin duyarlılığı artmakta, böylece önceden anne olmuş olanların bebeklerle karşılaştıklarında bekârlara kıyasla çok daha hızlı biçimde annelik davranışına geçişleri sağlanmış olmaktadır (74).

Sosyal bağlanmanın bağımlılık ile ilişkisini inceleyen bir çalışmada, yapay opioidlerden morfinin hayvanların ayrılığa bağlı ağlamasını azalttığı, bunun da opioidlerin mü reseptörleri aracılığıyla yaptığı gösterilmiştir (75). Canlılarda mü reseptörü ile en çok etkileşen, yani ayrılık sıkıntısını en fazla azaltabilen madde, endojen opioid benzeri bir molekül olan beta endorfindir. Yazında, yapay opioidlerin sosyal ilişkiyle sağlanan doyum ve haz duygularına benzer duygular oluşturarak bağımlılık yaptıkları ve opioid bağımlılığının temelinde, sosyal ilişki ve kişisel yaşantılardan elde edilen doyumun duyumsanamayıp, bu duyguların yapay farmakolojik ajanlar ile sağlanmaya çalışılmasının yattığı varsayımı ileri sürülmektedir (62,75). Farmakolojik olarak bu etki elde edildiğinde sosyal izolasyon meydana gelmekte, tam tersi olarak opioid etkisinde azalma sonrası da sosyal arkadaşlık için istek artmaktadır. Deneysel olarak arkadaş ortamından uzaklaştırılan farelerde opioid kullanım sıklığının arttığı gösterilmiştir (62). Oksitosinin aynı zamanda beyin opioid sisteminin hassasiyetini arttırdığı, böylece organizmanın opioid toleransını azalttığı gösterilmiştir (38). Bu bulgu, annelerin çocuklarıyla büyüdüklerinde de ilgilenebilmesini ve onlarla vakit geçirmekten haz alabilmesini sağlamaktadır (76).

Annelerin babalardan daha fazla bebekle ilgilenmelerinin ve daha doğal bakım verme davranışı sergileyebilmelerinin temeli de kültürel ve sosyal nedenler dışında nörobiyolojik farklılıklara da dayanmaktadır. "Anne" beyni daha fazla bakım verme için hazırlanmıştır. Limbik sistemin gelişiminde dişilerin beyni bebeğin stresli çağrılarına daha duyarlılık gösterme, çocuklarla daha yakın ilişki içinde olma ve daha çok oyun oynamak üzere yapılanmıştır (62). Elektrofizyolojik çalışmalarda deneklere bebek yüz resimleri gösterildiği zaman, kadınlarda uyarılmış potansiyellerden (ERP) P1 cevabı erkeklere göre çok daha hızlı ve geniş olarak ortaya çıkmaktadır, yani kadınlar bebek yüzüne karşı daha duyarlı görünmektedirler (77). Bu da erkek ve kadınlar arasındaki farkın başka bir açıdan değerlendirilmesidir. Annelikle ilişkili başlıca beyin yapılarının medial prefrontal korteks, medial orbitofrontal korteks, anterior singulat, talamosingulat yolak, hipotalamusun medial preoptik alanı (MPOA), ventral medial çekirdeği (VMN) ve paraventriküler çekirdeği (PVN), ventral tegmental alan (VTA) ve ilişkili dopaminerjik ödül sistemi, stria terminalisin bed nükleusu (BNST) ve lokus seruleus (LS) olduğu bilinmektedir (78, 79). Hem aşk ilişkisinde, hem de annenin çocuğuna olan bağlanmasında beyinde VTA, kaudat çekirdek, nükleus akkumbens gibi ödül sistemi yapılarını etkin hale getirmektedir (80,81). Yani çocuğa bağlanmanın ödüllendirici bir etkisi vardır ve bu şekilde türün devamına katkıda bulunulmuş olur. Anne sevgisi sırasında bir yandan da olumsuz duygularla ve sosyal yargı ve eleştirel düşünceyle ilişkili beyin yapılarında (orta prefrontal, inferior parietal, posterior singulat korteks, amigdala gibi) etkinlik azalması olur. Bu durumda anne sevgisinin çocuğa karşı eleştirel değerlendirme olasılığını azaltma şeklinde görülür (78). Yapılan bir çalışmada annelerin %73'ünün, babaların %66'sının doğumun ilk üç ayında çocuklarının "mükemmel" olduğunu düşündükleri bulunmuştur (65). Anne-bebek arasında olumlu bir ilişki için bu olumlu bakış açısının gerekli olabileceği düşünülmektedir (82).

Annenin bebeğe bağlanması kadar bebeğin anneye bağlanmasında da biyolojik süreçler ve beyin yapıları önemlidir. Yenidoğan bebeklerin olfaktör bulb, LS ve amigdalaları anneye bağlanmayı sağlayacak biçimde gelişmiştir ve öğrenme sistemleri erişkinlerinkinden oldukça farklı çalışır. Memelilerde yenidoğan bebeğin LS'u hiperaktif olduğu için anneyi ve kokusunu çabucak öğrenme sağlanır. Yenidoğanın amigdalası ise hipoaktiftir, böylece yavru annesinin zaman zaman görülen kötü ve hoyratça muamelesine rağmen ondan korkmaz, kaçmaz (şartlı korku cevabı oluşmaz), her şeye rağmen ona bağlanır (83). İnsan bebeklerinin de bakım veren kişi istismarcı olsa bile ona güçlü bir biçimde bağlandıkları ortaya konmuştur. Sonuçta sosyal hayvanlarda bebeğin beyni, kendisine iyi ya da kötü nasıl davranırsa davransın en yakınındaki kişiye bağlanmasını sağlayacak biçimde gelişmektedir.

Annelik çok tipik davranış kalıpları olan ve beyindeki özel nöral sistemler tarafından yönetilen ve yürütülen tamamen doğal bir süreçtir (82). Bir karşılıklılık içeren anne çocuk ilişkisinde, eğer çocuk iyi bakım alırsa beyin de biyokimyasal düzenini "her şey yolunda" olarak oluşturmakta ve kaydetmekte, eğer çocuk reddediliyor veya ihmal ediliyorsa nöronal düzenekler de ona göre oluşmaktadır (13,25,68,84).

BAĞLANMA VE RUHSAL HASTALIKLAR ARASINDAKİ İLİŞKİ

BEBEKLİK DÖNEMİ

Bebeklik depresyonu: Anne-bebek ilişkisinin kısa ya da uzun süreli kesilmesine bağlı olarak iki önemli tablo şeklinde görülebilmektedir; kısa süreli anne yoksunluğu (anaklitik depresyon) ve uzun süreli anne yoksunluğu (psişik hospitalizasyon). Bu durumlarda hastaneye değişik süreler için yatan, bu süre içerisinde annesi ile görüşmeyen ve hastaneye ilk yatış ve anneden ilk ayrılma sürecinde ruhsal yönden sağlıklı olan, neşeli, çevresindeki uyaranlara ve insanlara karşı ilgili, iştahı ve kilosu normal olan çocuklara ait video kayıtları vardır. Kayıtlara zaman içinde de devam edilmiş ve anneden ayrılık süreci uzadıkça (bir hafta, bir ay, üç ay gibi) bu bebeklerin giderek çevresindeki uyaranlara daha az tepki vermeye başladıkları, onlarla ilgilenen insanları umursamadıkları, neşeli hallerinin yerini üzgün bir tavrın aldığı, giderek kilo kaybının ve yeti yitiminin de başladığı bir sürecin içine girdikleri gözlenmiştir (85,86) .

A) Kısa Süreli Anne Yoksunluğu: Annenin üç ay içinde geri dönmesi ile belirtilerde olumlu geri dönmelerin yaşanabildiği hastalık tablosunu tanımlamaktadır. Çocuğun anneden ya da bakım verenden ilk ayrıldığında

tepkisi uzun süreli ve şiddetli ağlamalar şeklindedir. Kesilen ağlama nöbeti yabancılarla tekrar tetiklenir. Sustukları dönemde de yorgun ve üzgün bir halleri vardır. Bu dönem "Protesto dönemi" olarak adlandırılır ve bu dönemi, yemenin giderek azaldığı, kilo kaybının başladığı, fiziksel gelişiminin yavaşladığı, kusma ve ishal gibi şikâyetlerin görülebildiği dönem izler. Annenin yokluğunun 2. veya 3. haftasında çocukta durgunluk başlar ve bu dönem "depresif dönem" olarak adlandırılır. Eğer iki ay içerisinde anne dönmezse çocuktaki duygusal tepkiler kısıtlı hale gelir ve donuk bir ifade hali oluşur. Uyaranlara karşı ilgisizliğin de olduğu bu dönem "içe kapanma dönemi" dir. Annenin üç ay içinde dönmesiyle bebekte belirtiler giderek azalır. Bununla birlikte, Bowlby bu evrenin anneye karşı iki uçlu (ambivalan) duyguları içerdiğini düşünmüştür, çünkü çocuk anneyi istemektedir, ancak kendisini bıraktığı için ona öfke de duymaktadır. Anne döndüğü zaman, ilgisini kesmiş evrede olan çocuk reddedici davranışlar gösterebilir, bu durumu tekrar yaşayacağının korkusunu duyar. Bu çocukların bazıları yetişkinlik dönemlerinde; duygusal ilişki oluşturmakta sınırlı, kısıtlı duygulanım ve duygusal çekilme ile karakterize katı-duygusuz kişilikler geliştirebilir. Anne yoksunluğu üç ayı geçtiğinde ise belirtilerde geri dönüşler olması beklenmez. Altı aydan küçük olan çocuklarda ise anne-çocuk bağlanması henüz tam olarak gelişmediğinden, anaklitik depresyon görülmesi beklenmez.

B) Uzun Süreli Anne Yoksunluğu (yuva hastalığı, psişik hospitalizasyon): yaşamının ilk yıllarında aileden ayrılan ve bakım evlerine verilen çocuklarda anne yoksunluğuna bağlı olarak görülen bir durumdur. Anne ya da anne yerine geçen bir bakımverenle kurulan birebir ilişkiden yoksun olan çocuk duyusal ve duygusal gelişim olanağından da yoksun kalmaktadır. Bu çocuklar; genel olarak uyaranlara zor cevap verirler, çevreye karşı ilgileri oldukça azalmıştır. Çocuk kendini uyarmak için oturduğu yerde sallanma, çiğner gibi yapma benzeri kalıplaşmış hareketler yapabilir. Ayrıca parmak emme, sallanma gibi bedensel haz kaynaklarına sık başvurmada görülebilir. İleri durumlarda uyaran eksikliğine bağlı olarak bilişsel gelişimde sorunlar görülür ve çoğu zaman bu sorunlar kalıcı olmaktadır. İlk yaşlarda yuvaya verilen çocuklar 3-4 yaşlarında tekrar evlerine dönseler bile zekâları normale dönmeyebilir. Bu çocuklara verilen beslenme ve bakım koşulları ne kadar iyi olursa olsun ölüm ve hastalanma oranları ebeveynleriyle yaşayan çocuklara göre yüksek bulunmaktadır. Yürüme, konuşma ve tuvalet eğitimleri genelde geridir. Boyları ve kiloları kronolojik yaşlarına göre normal değerlerin altındadır (85).

Tepkisel Bağlanma Bozukluğu

Tepkisel bağlanma bozukluğu (TBB), 5 yaşından önce başlayan uygun sosyal ilişki kurmanın gelişimsel olarak bozulması ile görülen bir bozukluktur. TBB, gelişimsel olarak uygun sosyal ilişki başlatmak ve cevap vermekte kalıcı bir sorunla karakterizedir. İki tipi vardır. "İnhibe tip" ilişki kurmakta zorlanma ile karakterize iken "Disinhibe tip" ise yabancılara aşırı yakınlık ve seçici olmamakla karakterizedir (87).

Bebekler ve küçük çocuklar, güvenli bağlanma kurabilmek için stabil, ön görülebilir bir çevreye ihtiyaç duyarlar. Çocuğun bu çevresini bozan faktörler patolojik bakıma neden olmaktadır. Patolojik bakımın sonucunda ise tepkisel bağlanma bozukluğu oluşmaktadır. Fiziksel istismar, cinsel istismar, ihmal, ebeveyn de alkol-madde bağımlılığı, ebeveynde ruhsal hastalık varlığı, primer bakım verenin yokluğu gibi bağlnamayı olumsuz etkileyen durumlar, tepkisel bağlanma bozukluğu için risk faktörleridir.

Bu bozukluğun tedavisinde çocukla, ebeveynle veya ikisiyle birlikte çalışılan terapiler kullanılmaktadır. Tanısı çocukalr genelde ihmal veya istismar edildikleri için çok kolay olmamaktadır. Ancak erken tanı ve tedavi oldukça önemlidir. Tedavi edilmediği takdirde yaşamın ilerleyen dönemlerinde davranım bozukluğu, karşıt olma karşıt gelme bozukluğu ve antisosyal kişilik bozukluğu gibi psikopatolojiler gelişebilmektedir (88).

ERGENLİK VE ERİŞKİNLİK DÖNEMİ

Erken dönem yaşantılarının bakım veren-bebek ilişkisinde güvensiz bağlanmaya ve bunun kendilik gelişimi gibi psikopatolojiye neden olabilen dinamiklerde önemli rol oynadığı artık bilinmektedir, bununla birlikte bu süreç çevresel desteklerden de etkilenir (89). Yetişkin dönemde bağlanma ve psikopatolojiler arasındaki ilişki ile ilgili ilk çalışmalarda, psikiyatrik bozukluğu olan olgular sağlıklı kontrollerle karşılaştırılmış ve duygusuz bakım verme şeklindeki ebeveyn tutumunun psikiyatrik bozukluğu olan bireylerde daha çok görüldüğü ortaya konmuştur (90). Ortalama yaşları 15 olan ergenlerde duygusallığın daha az olduğu (affectionless control) ebeveyn davranışının, intihar düşünceleri için risk etmeni olduğu; kendine zarar verici davranışı 3 kat, depresyonu 5 kat arttırdığı gösterilmiştir (91). İleriye dönük bir çalışmada ise, kaygılı bağlanma biçimine sahip küçük çocukların, çocukluk çağı ve ergenlik dönemi boyunca anksiyete bozukluğu geliştirme açısından artmış risk altında oldukları gösterilmiştir (92). Lise öğrencilerinin kendi bağlanmalarına ilişkin algıları depresyon, madde kullanımı, yeme bozuklukları ve kişilik bozukluklarıyla ilişkili bulunmuştur (93). Panik bozukluk, sosyal fobi, obsesif kompulsif bozukluk, travma sonrası stres bozukluğu ve kronik ağrı bozukluğunun güvensiz bağlanma biçimiyle ilişkileri çeşitli araştırmalarda gösterilmiştir (94,95,96,97). Güvenli olmayan bağlanma biçimlerinin ergenlerde ve erişkinlerde kişilik bozuklukları ile;

kaygılı/ambivalan bağlanmanın geri çekilme ve içe atım patolojileriyle; kaçıngan bağlanmanın ise içe atım ve dışa vurum patolojilerin bir karışımını yansıtan çeşitli kişilik bozuklukları ile birliktelik gösterdiği belirtilmiştir (98,99). Birincil sağlık bakımı alan kadınlardan oluşan bir grupta, kaygılı veya korkulu (güvenli olmayan) bağlanma biçimine sahip olanların güvenli bağlanma biçimine sahip olanlara göre daha fazla sayıda fiziksel belirti gösterdikleri ve daha fazla sağlık maliyetine neden oldukları gösterilmiştir (100). Erkek şizofreni olgularında bağlanmanın değerlendirildiği bir çalışmada ise şizofreni bireylerle sağlıklı bireyler arasında güvenli bağlanma puanları yönünden bir fark bulunamamıştır. Bununla birlikte kaçıngan bağlanma puanları ile hem pozitif hem de negatif sendrom puanları, anksiyöz bağlanma puanları ile de pozitif bağlanma puanlarının ilişkili olduğu saptanmıştır. Güvensiz bağlanan olgularda başlangıç yaşı daha erken, yatış süreleri daha uzun bulunmuştur (101). Güvensiz bağlanma biçiminin unipolar depresyonun yeni dönemlerinin başlangıcına yatkınlıkla ilişkili olduğu ileriye dönük olarak gösterilmiştir (95). Bipolar bozuklukta bağlanma ile ilgili çalışmalardaiyilik ve depresyon dönemlerinde iki uçlu olguların sağlıklı kontrollerden daha bağımlı olmadıkları sonucuna varırken, bir diğeri zayıf ebeveyn ilişkisinin yinelemeler ve zayıf tedavi uyumu ile ilişkili olduğunu ileri sürmüştür (102,103). Bu iki çalışmada da bağlanma biçimi özgün olarak değerlendirilmemiştir. Son dönemde yapılan bir başka çalışmada ise bipolar bozukluğu olan olgularda anksiyöz bağlanma biçimi, iyilik, manik ve depresif tüm dönemlerde kararlılığını koruyarak sağlıklı olgulardan farklılaşmıştır. Morriss ve arkadaşları bu çalışmada Bartholomew ve Horowitz İlişki Anketi ile saptadıkları bağlanma biçimlerini sağlıklı bireylerle karşılaştırmış ve anksiyöz bağlanma biçimi puanlarını duygudurumdan bağımsız olarak iki uçlu olgularda sağlıklı kontrollerden yüksek bulmuşlardır (104). Bu çalışmada bildirilen anksiyöz bağlanma biçimi kaygılı ve sosyal kaçıngan bir bağlanma biçimine karşılık gelmektedir. Ülkemizde yapılan bir çalışmada, bipolar bozukluğu olan olgularda güvensiz bağlanma görülme sıklığının özellikle kaçıngan bağlanma biçimi puanlarının sağlıklı bireylerinkinden daha yüksek olduğunu bildirmişlerdir (105). Unipolar ve bipolar bozukluğu olan olguların pek çok yönden sağlıklı bireylerden ve diğer psikiyatrik rahatsızlığı olan olgulardan ayrıldığı gibi, ebeveynlerinin yineleyen hastalık dönemleri ve bunun dışında kalan zamanlarda da artık belirtilerle bozulan psikososyal işlevsellikleri ile bipolar olguların çocukları da diğer çocuklardan ayrılırlar (106). Bu çalışmanın sonuçlarına göre ebeveynin sosyal işlevselliği çocuğun güvensiz bağlanmasını en güçlü öngören değişkenlerden biridir. Kökçü ve Kesebir'in çalışmasında şiddetli atak ve borderline kişilik bozukluğu bipolar bozukluğu olan olgularda ve depresif atak sayısı ile düşük işlevsellik düzeyi bu olguların çocuklarında güvensiz bağlanma biçimlerinin öngörücüleri olarak bildirilmiştir (105).

BAĞLANMANIN DEĞERLENDİRİLMESİ

BEBEKLİKTE BAĞLANMANIN DEĞERLENDİRİLMESİ

Yabancı Durum Testi

Bebeğin bağlanma objesinden ayrı kaldığı durumda gösterdiği tepkiler pek çok araştırmaya konu olmuştur. Bu konuda yapılmış en önemli çalışma ise Ainsworth' un Yabancı Durum Testi' dir. Testte, bakıcısı ile birlikte yedi farklı aşamaya tabi tutulan bebeğin bağlanma gelişimi hakkında bilgi edinilmektedir. Test bebeğin bir yabancı ile karşılaştığı andaki olası tepkilerini ölçmek amacıyla geliştirilmiştir. Testte; anne, çocuk ve araştırmacı içinde oyuncakların bulunduğu ve araştırıcı davranışların rahatlıkla yapılabileceği bir odada bir arada bulunmaktadırlar. Uygulamada bebek ve bakıcı, araştırmacının gözetiminde, üçer dakikalık yedi ayrı duruma maruz kalmaktadır. Bu uygulama neticesinde, Bowlby' nin bağlanma kuramına göre ve bebek ile bakıcı arasında bağlanma süreciyle ilgili olarak üç farklı bağlanma stili tanımlanmış böylece kuram geliştirilmiştir. Bu bağlanma stilleri, bakıcının, bebeğin kendisine gereksinim duyduğu anda yanında olması ve koruma sağlaması ile gereksinimlerine duyarlı olması ve doyum sağlamasıyla ilişkilidir (22).

Testin aşamaları:

1. Tanışma ve serbest oyun: Anne ve bebek izlemin yapılacağı odaya alınırlar. Anne, bebeği rahatça hareket edebileceği bir şekilde koyar. Anne-çocuk 10 dakika serbest oyun oynar, anne bu sırada kendiliğinden herhangi bir ilişki başlatmaz ancak çocuk başlatırsa yanıt verir.
2. Yabancı, anne ve bebek: Yabancı gelir ve oturur. 30 saniye sonra, yabancı anne ile konuşmaya başlar. 2 dakika sonra yabancı bebeğe yaklaşır ve oyun başlatır. Bu bölümün sonunda anne odadan çıkar.
3. Yabancı ve bebek / İlk ayrılma: İlk dakika boyunca yabancı çocukla oyun oynamaya çalışır. Eğer çocuk oynama istemezse okşayabilir. 2 dakika sonra yabancı oyun oynamayı bırakır.
4. Anne ve bebek / İlk birleşme: Anne kapıda durur ve bebeğe seslenir. Kapıyı açar ve çocuğun cevap vermesini bekler. Sonra anne içeri girer ve bebeği rahatlatır. Bu sırada yabancı ayrılır. 2 dakika sonra anne de çıkar.

5. Bebek tek başına / İkinci ayrılma

6. Yabancı ve bebek / ikinci ayrılmanın devamı: Yabancı içerir girer. İlk dakika boyunca yabancı bebekle oynmaya çalışır veya onu okşar. 2.dakikadan sonra yabancı oyunu durdurur.

7. Anne ve bebek / İkinci birleşme: Anne kapıyı açar ve bebeğin tepkisini bekler. Sonra girer ve bebeği rahatlatır. Bu sırada yabancı çıkar (107).

Bebeğin tepkilerine göre görüşmeciler tarafından puanlama yapılır ve bağlanma tipi sınıflandırılır.

ÇOCUKLUK DÖNEMİNDE BAĞLANMANIN DEĞERLENDİRİLMESİ

1. Kerns Güvenli Bağlanma Ölçeği- KGBÖ (Security Scale; Kerns, Klepac, & Cole, 1996)

Kerns ve arkadaşlarının (1996) Kerns Güvenli Bağlanma Ölçeği (KGBÖ) ebeveynlere hissedilen güvenli bağlanma düzeyini ölçmektedir (108). KGBÖ ebeveynlere bağlanmayı üç kritik bağlanma özelliğini dikkate alarak saptamayı amaçlamaktadır. Bunlar, (a) çocukların bağlanma figürlerinin kendilerine karşı duyarlı ve ulaşılabilir olacaklarına ilişkin güven duyguları, (b) stres anında bağlanma figürlerine güvenme eğilimleri ve (c) bağlanma figürleri ile iletişim kurma kolaylığını ve isteklerini kapsamaktadır. Bu ölçek ile yapılan çalışmalarda cinsiyet bakımından anne ve babaya bağlanmada bir farklılık olmadığını göstermektedir (109). Bu ölçek ile yapılan çalışmalarda en azından orta çocukluk dönemi için annenin "öncelikli bağlanma figürü" olduğu hipotezinin geçerli olmadığı ileri sürülebilir (110). (Suess ve ark., 1992) Grossman ve arkadaşları da (2002) okul öncesi dönemden sonra babaya bağlanmanın arttığını ve bağlanma bakımından ebeveynler arasındaki farkın azaldığını bulmuşlardır (111). Sümer ve Şendağ tarafından (2009) ilköğretim 5. ve 6.sınıf öğrencilerinde bu ölçeğin geçerlilik ve güvenilirlik çalışması yapılmıştır (112).

2. Başa Çıkma Stratejileri Anketi (Coping Strategies Questionnaire; Finnegan, Hodges ve Perry, 1996)

Finnegan, Hodges ve Perry tarafından geliştirilen bu ölçek, anne ve babaya karşı kullanılan saplantılı ve kaçınan başa çıkma stratejilerini ölçmeyi amaçlamaktadır (113).

3. Ebeveyn ve Akrana Bağlanma Envanteri (Inventory of Parent and Peer Attachment; Armsden ve Greenberg, 1987)

Armsden ve Greenberg (1987) tarafından geliştirilen bu ölçek, daha çok geç çocukluk ya da ergenlik dönemi için kullanılan, bağlanma, iletişim ve ebeveynlerden kopma temelinde bağlanma örüntüsünü ölçmeyi amaçlamaktadır (114). Türkçe'ye Günaydın, Selçuk, Sümer ve Uysal (2005) tarafından uyarlanmıştır (115).

4. Çocuk ve Ergenler için Bağlanma Görüşmesi (Attachment Interview for Childhood and Adolescence; Ammaniti et al., 2000)

Yetişkin Bağlanma Görüşmesi (AAI) uyarlanarak Ammaniti ve arkadaşları (2000) tarafından geliştirilmiştir. Yetişkin bağlanma Görüşmesinden sadece minör farkları vardır ve AAI görüşmesi ile aynı şekilde güvenli, kaygılı, kaçıngan ve dezorganize olarak sınıflandırılır (116).

5. Çocuk Bağlanma Görüşmesi (Child Attachment Interview- Target, Fonagy & Shmueli-Goetz 2003)

Çocuk Bağlanma Görüşmesi Target ve arkadaşları (2003) tarafından AAI ye benzer şekilde geliştirilen ikinci ölçektir. Bu ölçekte 7-12 yaşa çocuklarının bağlanma sistemini aktive ederek bağlanma ile ilgili bilgileri açığa çıkaran sorular da yer almaktadır. Yetişkin Bağlanma görüşmesinin aksine erkek ebeveyn çocuk ilişkisi ve bağlanma ile ilişkili olaylara odaklanır (117).

6. **Projektif yöntemler**

Bu yaş grubunda bağlanmayı değerlendirmekte kullanılan 3 projektif test bulunmaktadır. Modifiye Oyuncak Bebek Öykü Tamamlama, Seperasyon anksiyete testi- Slough & Greenberg Sistem, Seperasyon anksiyete testi- Resnick Sistem bu ölçüm araçlarıdır.

Bretherton, Ridgeway ve Cassidy (1990) tarafından okul öncesi çocuklar için geliştirlmiş Oyuncak Bebek Öykü Tamamlama testi (118) Granot & Mayseless (2001) tarafından modifiye edilerek Modifiye Oyuncak Bebek Öykü Tamamlama testi geliştirilmiştir. Bu testte hikâyelerle, çocukta bağlanma ile ilgi iduyguların aktive edilmesi amaçlanmıştır. Araştırmacılar güvenli, kaçıngan, ambivalan ve dezorganize bağlanma tiplerinin çocuğun hikâyelerinde 'duyguları ifade edebilme, bakıcı ile ilişki, kahramanın dünya görüşü ve anlatımı' yönleriyle ortaya çıktığını belirtmişlerdir (119).

İkinci projektif test olan Seperasyon anksiyete testi (SAT)- Slough & Greenberg Sistem, çocuğun duygu ve düşüncelerinin bağlanma içerisinde değerlendirir (120). Ölçeğin orijinal hali ergenler için Hansburg (1972) tarafından geliştirilmiş ve modifiye edilmiştir (121). Bu yarı-yapılandırılmış, pojektif görüşmede çocuklara bir dizi fotoğraflar ayrılma deneyimi yaşayan çocuk resmi sunulmaktadır. 3 adet hafif olduğu düşünülen (örneğin, anne yatağa çocuğu koyarken) ve üç adet şiddetli olduğu düşünülen (örneğin, anne uzakta bir iki haftalık tatil için gidiyor) resimler vardır. Her durum için çocuğa "sence bu çocuk nasıl hissediyor, neden böyle hissediyor ve çocuk sonrasında ne yapacak" gibi sorular sorulur. Görüşmenin bazı varyasyonlarında çocuklara benzer ayrılma deneyimlerinde kendilerini nasıl hissettikleri de sorulabilir (120).

SAT testinin bir modifikasyonu da Resnick tarafından 11-14 yaş grubu için geliştirilmiştir. Bu yaş grubunda kullanılan resimler değiştirilmiştir. Çocuğun her resimde duygularına bağlı tepkileri açık-ve kapalı uçlu sorularla değerlendirilir ve aşağıdaki kategorilere göre puanlanır; (1) 'duygusal açıklık ve kırılganlık'; (2) 'kayıtsız / değersiz bağlanma ilişkileri '; (3) 'kendini suçlama'; (4) 'direniş / stopaj'; (5) 'kaygılı löfke'; (6) 'duyguların yer değiştirmesi'; (7) 'anksiyete (iyimserlik / kötümserlik)'; ve (8) 'kayıt tutarlılığı.' Önerilen çözümün yapıcılığı ayrıca puanlanır. Bu dokuz değişkene göre daha sonra güvenli, kaçıngan veya kaygılı – ambivalan bağlanma tipleri sınıflandırılır (122).

ERGEN VE ERİŞKİNLERDE BAĞLANMAYI DEĞERLENDİRMEDE KULLANILAN YÖNTEMLER

Bağlanma kuramının giderek önem kazanmasıyla birlikte erişkin dönemde bağlanmanın değerlendirilmesine yönelik araştırmalar da artmıştır. Erişkin bağlanmasıyla ilgili araştırmalar, bağlanma biçimiyle birleşmiş zihinsel modellerin içeriklerini anlamaya ve ilişkilerin farklı modellerinin ilişkisel yaşantılarına odaklanmıştır. Bunlar temel alınarak erişkinlerde bağlanma örüntülerini değerlendiren çeşitli yöntemler geliştirilmiştir.

1.Yetişkin Bağlanma Görüşmesi (Adult Attachment Interview; George, Kaplan & Main,1985)

Bağlanma konusunda genel bir yaklaşım oluşturabilmek için Mary Main ve arkadaşları tarafından, bireyin çocukluğundaki bağlanma ilişkilerine ve geçmiş deneyimlerine verdiği kişisel anlamlar hakkında yarı yapılandırılmış bir görüşme geliştirilmiştir. Bu görüşmede 18 soru ile ebeveynin kendi çocukluğuyla ilgili bağlanma davranışına ait duygu ve davranışları sorgulanmakta ve sonuçları bebeklerde uygulanan yabancı durum testinin (22) sınıflandırılması kullanarak skorlanmaktadır. Bu skorlama bu zamana kadar değiştirilmiş ve genişletilmiştir. Bu skorlamada her bir ebeveynin çocukluktaki deneyimlere göre durumları: sevgi gösteren, reddeden, ihmal eden, fazla karışan ve baskıcı olarak sınıflandırılmıştır (57). Şunu belirtmek gerekir ki; yetişkin bağlanma sınıflandırmaları çocukluk bağlanmalarının gerçek deneyimlerinden çıkarılamaz; ancak yetişkinlerin bu çocukluk deneyimlerini şu anki açıklama ve yorumlama şekillerine dayanır. Örneğin; çocukluğunda çok zor ve travmatik deneyimler geçirmesine rağmen, yetişkin olarak bunları bir çözüme ulaştırmış olan yetişkin güvenli grupta sınıflandırılabilmektedir (36).

Yetişkin Bağlanma Görüşmesi sonuçlarına göre erişkinlerdeki bağlanma davranışları; güvenli\özerk (secure\autonomous), güvensiz\kaçınan(insecure\dismissing) ,güvensiz\anksiyöz(insecure\preoccupied) ve kararsız\düzensiz(unresolved) bağlanma, olarak sınıflandırılmaktadır.

ŞEKİL 2. DÖRTLÜ BAĞLANMA MODELİ

(OLUMLU)	(OLUMLU)	(OLUMSUZ)
BAŞKALARI MODELİ	**GÜVENLİ** Yakınlık kurma konusunda rahat ve bağımsız	**SAPLANTILI** İlişkilere takıntılı, sürekli ilişkilerini düşünme
(OLUMSUZ)	**KAYITSIZ** Yakınlığa karşı kayıtsız ve karşıt- bağımlı	**KORKULU** Yakınlıktan korkan ve sosyal ilişkilerden kaçınan

Şekil 2. Dörtlü Bağlanma Modeli (((Bartholomew & Horowitz, 1991; Sümer ve Güngör (1999)' dan alıntı)

Güvenli bağlanan bireyler çeşitli çocukluk deneyimlerini açıklarlar ve bu bireylerin erken dönem ilişkilerine dair dengeli bir bakışları vardır. Yardımlaşmacı konuşurlar. Bağlanma ilişkilerine değer verirler ve bağlanma ile ilgili deneyimlerini gelişimleri için önemli görürler. Deneyimin iyi ya da kötü olmasına bakmaksızın bağlanmayla ilgili deneyimlere dair betimlemeler ve değerlendirmelerde tutarlıdırlar.

Güvensiz bağlanan bireyler anılarını hatırlamakta ve anıların anlamlarını değerlendirmede başarısız ve tutarsızdırlar. Güvensiz\kaçıngan olarak sınıflandırılan bireyler, erken bağlanma ilişkilerinin gelişimlerindeki önemini inkâr ederler, hatıralarını hatırlamakta zorlanırlar ve hatıralarını genelde normalleştirirler. Bağlanmayla ilgili deneyimleri ve ilişkileri kayıtsızdır. Güvensiz\endişeli olarak sınıflandırılan bireyler, geçmiş yaşantılarına dair konfüzyon sergilerler ve ebeveynleri ile mevcut ilişkilerinde aktif öfke veya pasif davranma dikkat çekmektedir. Konuşurken kızgın, pasif ya da korkak olabilirler. Cümleler genellikle çok uzun, gramer bakımından karışık ya da anlamsız kullanımlarla doludur. Kararsız\ düzensiz olarak sınıflandırılan yetişkinler ise bağlanma ile ilişkili olarak kayıp ve\veya istismar gibi travmalar bildirirler. Bu bireyler uzun bir sessizliğe veya övgü dolu bir konuşmaya dalabilirler ve diğer kategorilerin kriterlerini karşılamazlar. Görüşmelerde nadir olarak görülen, ebeveynlerden birini aşırı idealize etme ve diğerine aşırı kızgınlık gösterme gibi durumlar "sınıflandırılamayan " bir kategori olarak tanımlanmıştır (123).

Bir çok çalışma ile görüşmenin tutarlılığı kanıtlanmıştır (123,124,125,126,127) ve yapılan araştırmalarda sınıflandırmaların hiç birinde cinsiyet farkı bulunmadığı gösterilmiştir (62).

Bu görüşme kullanılarak yapılan birçok çalışmada annenin bağlanma özellikleri ile çocuğun bağlanma davranışı ve çocuğun fiziksel ve psikolojik gelişimi arasında oldukça kuvvetli bir ilişkinin olduğu ortaya konmuştur(30, 123,125). Ayrıca bireyin çocukluktaki bağlanma paterni ile erişkinlik dönemindeki bağlanma paterninin benzerlik gösterdiği çalışmalarla gösterilmiştir (124,125).

2.Bağlanma Görüşmesi(Attachment Interviews; Bartholomew ve Horowitz 1991),

Bowlby' nin bağlanma kuramını temel alarak ve kişinin kendisinin ve başkalarının içsel çalışma modeli olan iki tipten yola çıkarak, 4 ayrı bağlanma biçimi Bartholomew ve Horowitz tarafından oluşturulmuştur. Dört prototip bağlanma modeli, bireyin benlik imajı (pozitif ya da negatif) ve başkalarının imajlarının (pozitif ya da negatif) birleşimleri kullanılarak tanımlanmıştır. Şekilde bu sınıflandırma görülmektedir(Şekil 2.)

Tanımlanan erişkin bağlanma biçimleri arasında ilki güvenli bağlanma biçimidir. Güvenli(secure) bağlanma biçimi, kendini değerli hissetme ve sevilebilir olduğu duygusunu genellikle diğer insanların kabul ediciliği ve cevap vericiliğine dair beklentileriyle birleştirir. Güvenli bağlanması olanlar, hem kendileri hem de başkaları konusunda pozitif bakış açısına sahiptirler. Sıkıntılarını kabul ederek, başkalarından yardım ve destek talep ederek, yapıcı bir biçimde kendi zor duygularını ifade etmede rahattırlar. Güvenli bireyler daha az güvenli bireylerle karşılaştırıldığında, stres kaynağı olayları daha az tehdit edici olarak değerlendirirler. Bu kişilerin, kendilerinde stres oluşturan durumun nedenleri ile başa çıkabilecekleri konusunda yeteneklerine güvenleri vardır. Duygularını açık bir biçimde ifade ederler. Destek aramayı stres yaratıcı durumlar ile başa çıkmak için bir duygu düzenleme stratejisi olarak kullanırlar. Durumları açıkça tartışırlar ve çatışmalardan kaçınmak yerine onlara çözüm bulurlar. Ayrıca güvenli bireyler kızgınlığın psikolojik işaretlerinin farkındadırlar. Uyuma yönelik problem çözümlerine ortak olurlar. Kızgınlıklarını kontrollü ve düşmanca olmayan bir biçimde ifade ederler. Sonuç olarak, güvenli bağlanma biçimine sahip bireylerde pozitif duygu yaşantısı yaratıcı problem çözmeyi geliştirir. Saplantılı (preoccupied) bağlanma biçimi ise kendini değersiz hissetme (sevilmeye layık görmeme) duygusuyla, başkalarına yönelik olumlu değerlendirmeleri yansıtır. Saplantılı biçime sahip olanlar kendilerine güveni az, başkalarını destekleyici olarak algılayan, bu destekten olumlu şekilde faydalanamayan, kendini açma düzeyleri az olan bireylerdir. Kendileri ile ilgili bakış açıları negatif, başkaları ile ilgili bakış açıları pozitiftir ve temelde kaygılıdırlar. Negatif duygularını abartılı ve sürekli bir biçimde eşlerinin onayını arayarak gösterirler. Kayıtsız (dismissing) bağlanma biçiminde, kendini değerli hissetme ve sevilebilir olduğu duygusunu diğer insanlara karşı olumsuz beklentilerle birleştirir. Böyle kişiler, yakın ilişkilerden kaçınarak, hayal kırıklıklarına karşı kendilerini korurlar ve bağımsızlıklarını ve incinemezliklerini sürdürürler. Kayıtsız bağlanması olanlar temelde kaçınmacıdırlar. Çünkü kendileri ile ilgili olumlu ama başkaları ile ilgili olumsuz görüşlere sahiptirler. Negatif duyguları baskı altında tutma eğilimindedirler ve kaçınma stratejilerini, temel başa çıkma stratejileri olarak kullanırlar. Korkulu(fearful) bağlanma biçiminde, kendini değersiz hissetme ve sevilmeye layık görmeme duygusu ile diğerlerinin olumsuz, güvenilmez ve reddedici olarak algılanmasına yönelik beklentiler birleşir. Bu bağlanma biçimine sahip kişiler başkalarıyla yakın bağlar kurmaktan kaçınarak, başkalarından beklenen reddedilmeye karşı kendilerini korurlar. Korkulu bağlanması olanlar kendileri ve başkaları ile ilgili negatif modellere sahiptirler ve kaygılı/kaçıngan olarak sınıflandırılabilirler. Kaygılı/kaçınganlar, başkaları ile yakın ilişki kurmak arzusunda olmalarına karşın, ilişkilerinde aşırı yakınlıktan kaçınırlar. Çünkü incinebilecekleri konusunda kaygılıdırlar(123,127,129,130,131).

Bu görüşme kullanılarak yapılan çalışmalarda cinsiyet farkı bulunmuştur. Kadınlarda daha çok korkulu bağlanma, erkeklerde ise daha çok kayıtsız bağlanma biçimi görülmüştür (23).

3.Mevcut İlişki Görüşmesi (Current Relationship Interview; Crowell, 1990)

Crowell ve Ainsworth'un öğrencisi olan Everett Waters tarafından Yetişkin Bağlanma Görüşmesi çiftler için uyarlanmıştır. Yetişkin Bağlanma Görüşmesine oldukça benzeyen bu görüşme, ebeveynlerin sadece kendilerini değil, eşlerini de değerlendirmektedir. Sonuçları da Yetişkin Bağlanma Görüşmesine benzer şekilde güvenli, güvensiz- anksiyöz, güvensiz- kaçıngan olarak sınıflandırılmaktadır.

Crowell ve Waters, yüzlerce nişanlı çift ile yaptıkları ve Erişkin bağlanma Görüşmesi ve Mevcut İlişki Görüşmesini kullandıkları çalışma sonucunda ebeveynleri ile güvenli bağlanma geliştirmiş olan bireylerin nişanlılarına karşı, diğer bağlanma şekillerini gösterenlere göre daha çok güvenli bağlanma geliştirdiklerini bulmuşlardır. Ayrıca güvenli bağlanma geliştirmiş olan kadın ve erkeklerin romantik ilişki kurdukları eşleri hakkındaki düşünceleri önemli ölçüde güvenli üs ile ilişkili bulunmuştur. Güvenli bağlanma geliştirmiş ve eşlerini güvenli üs olarak görebilen bireyler yardım isteyebilirler, ihtiyaçlarını açıklayabilirler ve zor problemlerin çözümü konusunda destekleyicidirler. Güvensiz bağlanma geliştirmiş olan bireyler ise eşlerini güvenli üs olarak kullanmak konusunda yetersizdirler (123).

4. Yetişkin Bağlanma Q-Sort (Adult Attachment Q- Sort; Kobak ,1989):

Q-sort, orijinal skorlama sisteminden türeyen ve Yetişkin Bağlanma Görüşmesine alternatif bir testtir. Duygusal regülasyon ile bağlanma stili arasındaki ilişkiyi vurgular. Bu görüşme, iki boyutlu olarak tanımlanmıştır: Güvenli\Anksiyöz ve Deaktif\Hiperaktif. Güvenli bireyler, görüşmede tutarlılık ve işbirliği ile anılarında destekleyici bağlanma figürleri yansıtmaktadır. Deaktivasyon stratejileri, kaçıngan stratejilere karşılık gelmektedir. Buna karşın hiperaktif stratejiler birçok anksiyöz durumda aşırı detaycılığı ve aktif bir öfkeyi yansıtmaktadır (123).

Q-sort kullanılarak yapılan çalışmalarda erkeklerin daha çok kaçıngan bağlanma gösterdikleri bulunmuştur (132).

5. Evlilikle ilgili Q-Sort (Marital Q-Sort ; Kobak &Hazan, 1991):

Bu Q- sort, ilişkideki bağlanmayı iki boyutta değerlendirir: partnerin güvenilirliği ve psikolojik olarak hazır olmak. Güvenlilik ölçeği, partnerini güvenli bir üs olarak kullanılabilirliğini değerlendirir. Buna karşın hazır olma durumu ise bir partner için güvenli üs olabilmeyi değerlendirir. Birey kendi hakkında ve ebeveynleri hakkında birer Q- sort doldurur. Bağlanma güvenliği, bu ikisinin kombinasyonu sonucu değerlendirilir (123).

Bu test ile yapılan çalışmalarda kadınların kocalarına daha fazla güvendiği bulunmuştur, fakat hazır olma durumu konusunda cinsiyet farkı bulunmamıştır (133).

6. Yetişkin Bağlanma Stilleri (Adult Attachment Styles; Hazan& Shaver, 1987) ve uyarlamaları (Collins & Read, 1990; Davis,Kirkpatrick,Levy, & O'Hearn, 1994; Feeney & Noller, 1990; Simpson, 1990).

Hazan ve Shaver (1987), yetişkinlik döneminde çeşitlilik gösteren yakın ilişkilerin, bağlanma süreciyle ilintili olan temel ilkeler çerçevesinde anlaşılabileceğini öne sürmüşlerdir. Bu ölçek ile özellikle kişisel ilişkilerde farklı bağlanma stiline sahip bireylerin eşlerine karşı göstermiş oldukları temel davranış örüntüleri değerlendirilmiştir. Hazan ve Shaver tarafından oluşturulan gruplamaya göre şu şekilde sınıflanabilir:

Güvenli Bağlanan Eşler: Güvenli bağlanmaya sahip bireyler, eşlerine kolaylıkla yaklaşabilirler ve onlara bağlı olmaktan da mutludurlar. Terk edilme ve insanların onlara onların istediğinden daha fazla yakınlaşmaları yönünde kaygıları yoktur. Uzun süreli ilişkiler kurarlar; özellikle uzun süreli eşlerle yaşanan cinsellikten hoşlanırlar; hem kendilerine hem de diğer insanlara duydukları saygı ve güven yüksektir. Diğer insanların iyi niyetli, iyi kalpli, güvenilir ve sevilmeye değer olduklarını düşünürler, stres altındayken sosyal destek ararlar. Eşlerine karsı olumlu, yapıcı ve iyimserdirler. Eşlerine karşı güvenli olmayan bağlanma stillerine sahip bireylerden daha affedici ve empatiktirler (134).

Kaygılı/Kararsız Bağlanan Eşler: Kaygılı/kararsız bağlanma stiline sahip bireyler, çoğunlukla, eşlerine onların olduğundan daha fazla oranda yakınlaşma ihtiyacındadırlar. Bununla birlikte, eşlerini de kendilerine yeterince yakın olmamakla suçlarlar. Terk edilme korkusu bu bağlanma stilinin en belirgin özelliklerindendir. İlişkileri, derin bir biçimde yaşanmakla birlikte kısa sürelidir ve kolayca aşık olurlar (134). İlişkilerinde aşırı derecede kıskanç, eşlerine ve ilişkilerine takıntılı, sıklıkla duygusal iniş çıkışlar yaşayan kişiler olarak tanımlanmışlardır (36). Eşlerine karşı kıskançlık ve güvensizlik gösterirler (70).

Kaçınmacı Bağlanan Eşler: Kaçınan bağlanma stiline sahip bireyler, aşırı kırılgan ya da hayal kırıklığına uğrama eğiliminde olup, beklentilerinin eşleri tarafından karşılanamadığını düşünürler. Eşlerine güven duymazlar. Eşleriyle cinsel ilişki esnasında bir başka insanı düşlerler, bir aşk yaşantısı olmadan da ilişkiye girme olasılığı yüksektir (135). İnsanların genellikle iyi kalpli, iyi niyetli ve sevgiye değer olmadıklarını ve eşleri tarafından sevilmediklerini düşünürler. Terk edilmişlik konusunda pek de üzülmezler (134). Hazan ve Shaver (1987)' e göre, kaçınan bağlanma stilindeki bireylerin annelerinin, soğuk, reddedici ve dürüst olmadıklarını, babalarının da dürüst olmadıklarını ve tutarsız olduklarını düşünmektedirler (136). Çalışmalarda sınıflar arasında cinsiyet farkı bulunmamıştır (123,136). Alp tarafından (1998) Türkçe uyarlaması yapılmıştır (137).

7. İlişki Anketi (Relationship Questionnaire; Bartholomew& Horowitz, 1991)

Bu ankette, Bartholomew ve Horowitz' in bağlanma görüşmeleri anketinde olduğu gibi sonuçlar dört kategoride sınıflandırılmıştır. Güvenli bağlanması olan birey, yakın ilişkilerde ve bağımsızlık konusunda rahat ve yalnız kalma ya da reddedilme konusunda endişesi olmayan kişidir. Kaçınmacı bağlanması olan birey, bağımsızlığını sağlayamamıştır ve kendisine yetersizdir. Saplantılı bağlanması olan birey, büyük bir samimiyet arzular, yalnız kalma konusunda ve değer verdikleri kadar değer görmeyecekleri konusunda endişelidir. Korkulu bağlanması olanlar ise yakın ilişkilerde rahat değildirler, zarar görmekten korkarlar ve gerçeği söylemekte zorlanırlar (123,23).

Lise öğrencileri arasında bu anket kullanılarak yapılan büyük bir çalışmada erkeklerin kadınlara göre daha çok kaçıngan ve saplantılı bağlanma gösterdikleri, kadınların ise erkeklere göre daha çok güvenli veya korkulu olarak bağlandıkları görülmüştür (123).

Sümer ve Güngör tarafından (1999) Türkçeye uyarlama çalışması yapılmıştır (138).

8. İlişki Ölçekleri Anketi (Relationships Scales Questionnaire (RSQ); Griffin & Bartholomew, 1994)

Griffin ve Bartholomew (1994) tarafından geliştirilmiştir. Hazan ve Shaver'ın (1987) bağlanma ölçümündeki paragraflarından, Bartholomew ve Horowitz'in (1991) İlişki anketi ve Collins ve Read'in (1990) Yetişkin Bağlanma Ölçeği'nde kullanılan maddelerden oluşturulmuştur. İlişki Ölçekleri Anketi 17 maddeden oluşmaktadır ve dört bağlanma stilini (güvenli, kayıtsız, korkulu, saplantılı) ölçmeyi amaçlamaktadır. Katılımcılardan ilk olarak 7 aralıklı ölçekler üzerinde kendilerini ne derece tanımladığını belirtmeleri istenmiştir (1=beni hiç tanımlamıyor, 7=tamamen beni tanımlıyor). Güvenli ve kayıtsız bağlanma stilleri beşer madde ile ölçülürken, saplantılı ve korkulu bağlanma stilleri dörder madde ile ölçülmüştür. Alt ölçeklerden alınan puana göre katılımcılar bağlanma stilleri içerisinde hangi grupta en yüksek puan aldıysa o grupta değerlendirilmektedir (139). (). Ölçeğin Türkçe'ye uyarlaması Sümer ve Güngör (1999) tarafından yapılmıştır (138).

9. Karşılıklı Bağlanma Anketi(Reciprocal Attachment Questionnaire ;West,Sheldon, & Reiffer,1987; West & Sheldon-Keller, 1992):

Bu anket bireyin yetişkin bağlanma ilişkisinin kalitesini değerlendirmeyi amaçlamaktadır. Kişiden en az 6 aydır ilişkide olduğu ve kendisine en yakın bulduğu kişi(aileden birisi olmayacak) hakkındaki hislerini derecelendirmesi istenir. Bu anket güveli üs, ayrılık protestosu, yakınlık arayışı, kaybetme korkusu, karşılıklılık, hazır bulunabilme ve bağlanma figürünü kullanabilme ölçeklerini içermektedir (123).

10. İlişki Niteliği Ölçeği (The Relationship Quality Scale ; ;Pierce ve ark. 1991)

Pierce ve arkadaşları tarafından 1991 yılında geliştirilen İlişki Niteliği Ölçeği (The Relationship Ouality Scale), bireyin yakın ilişkideki özel sosyal destek soru formu olarak geliştirilmiş bir ölçektir. Bu ölçek, sosyal desteğin "özel ilişki algıları" yönüne işaret ederek, bireylerinde yaşamlarında özellikle destek almayı umdukları kişilerden algılanan desteği tanımlamak ve ölçülmesinin kolaylaştırmak amacıyla geliştirilmiştir (140) . 25 madde ve üç faktörden oluşan ölçek, sosyal destek, ilişkideki derinlik ve çatışma alt boyutlarından oluşmaktadır.

Karakurt (2001) tarafından, bir aydan daha uzun süreden beri romantik ilişkisi bulunan 306 üniversite öğrencisinin temel bağlanma boyutları ile (bağlanma zihinsel boyutları ve bağlanmada kaygı ve kaçınma boyutları) romantik kıskançlıktaki temel süreçler (kıskançlık boyutları, yetersizlik ve bağımlılık duyguları ve kıskançlıkla başa çıkma) arasındaki ilişkiler bu ölçek kullanılarak incelenmiştir. Analiz sonucunda; korkulu bağlanmaya sahip bireylerin, güvenli bağlananlardan daha yüksek düzeyde davranışsal kıskançlık gösterdikleri; saplantılı bağlananların da güvenli bağlananlardan daha yüksek düzeyde olumsuz ve yetersizlik duygusu rapor ettikleri bulunmuştur. Kıskançlıkla başa çıkmaya ilişkin olarak; güvenli bağlanan bireylerin ilişkiyi korumaya daha fazla, içselleştirme ve dışsallaştırma yöntemlerine daha az yatkın oldukları; kayıtsız bağlananların ise daha düşük düzeyde ilişkiyi korumaya yönelik oldukları; saplantılı bağlanma özelliği gösterenlerin ise en yüksek düzeyde içselleştirme gösteren grup oldukları görülmüştür (141).

11 . Ana Babaya Bağlanma Ölçeği- ABBÖ (Parental Bonding Instrument; Parker ve ark. 1979)

Bu ölçek Bowlby'nin (1969, 1973) bağlanma kuramını temel alarak geliştirilen ilk ölçeklerden biridir. Bowlby, genellikle yetersiz/patolojik ana babalığı özellikle ilgi (care) ve kontrol/koruma (control/protection) boyutlarıyla ilişkilendirmiştir. İlgi terimi içinde yetersiz bakım verme, bebeğin gereksinimlerini karşılamama, çocuğu küçümseme, eleştirme ya da reddetme gibi olumsuz kavramları içermektedir. Kontrol terimi ise aşırı koruma, bağımsızlığı desteklememe ya da aşırı kontrol etme kavramlarını içermektedir. Parker ve arkadaşlarının (1979), çocuk-ana baba bağlanma örüntüsünü ölçmek üzere geliştirdikleri bu ölçek, Bowlby'nin ana baba-

çocuk bağlanma ilişkisinde temel olarak ileri sürdüğü ilgi ve kontrol boyutlarını kapsamaktadır. Algılanan ana baba davranışları, bu iki boyuta göre ayrı ayrı puanlanmaktadır. Ayrıca, bu iki boyut birlikte ele alınarak, ana baba davranış örüntüsü dörtlü bir model/sınıflandırma içerisinde değerlendirilebilmektedir. Bu dörtlü modelde yeterli ilgi-aşırı korumama (high care-low overprotection) optimal bağlanma yer almaktadır. Yetersiz ilgi (low care) –aşırı korumama ise bağlanmama ya da zayıf bağlanma sınıfına girmektedir. Yeterli ilgi-aşırı koruma davranışları sergileyen ana babalar da duyarlı kontrol
(affectionate constraint) sınıfında yer almaktadır. Son olarak, yetersiz ilgi-aşırı koruyucu ana baba davranışları ise duyarsız kontrol (affectionless control) olarak sınıflandırılmıştır. Bu ölçek kullanılarak yapılan araştırmalar, ölçeğin ana-baba ilişkisinin psikiyatrik bozukluklara katkısını değerlendirebildiğini ve bu açıdan değerli olduğunu göstermektedir (142). Bu ölçek ile yapılan çalışmalarda ana babaya bağlanmanın niteliği ile ergenlik ve yetişkinlik döneminde görülen ruhsal bozukluklara yatkınlık arasında ilişki bulunmuştur. Bu çalışmalarda; ana-babaya ilişkin algılanan yetersiz ilgi ve aşırı kontrol davranışlarının depresyon (143), kaygı bozuklukları (144), şizofreni (145), ergen intiharları (146), yeme bozuklukları (147), madde kötüye kullanımı (148) ve obsessif-kompulsif bozukluk gibi (149) çeşitli ruhsal bozukluklarla ilişkili olduğu gösterilmiştir
Ölçeğin ülkemiz için Türk üniversite öğrencilerinde geçerlilik ve güvenilirlik çalışması Kapçı ve Küçüker (2006) tarafından yapılmıştır (150).

11. **Ebeveyn ve Akranlara Bağlanma Ölçeği (Parental and Peer Attachment Scale; Armsden & Greenberg, 1987)**

Ölçek ebeveyn ve akrana bağlanmayı ölçen iki alt ölçekten oluşmaktadır. Her iki ölçekte de birbirine benzer 12 madde bulunmaktadır (Örnek madde: "Anne/ babam duygularıma saygı duyar" ve "Arkadaşlarım duygularıma saygı duyar"). Ölçek beş dereceli olarak değerlendirilmektedir (1 - Asla, 5 - Daima) (114). Ölçeğin ebeveyn formunun geçerlik güvenirlik analizleri Günaydın, Selçuk, Sümer ve Uysal (2005) tarafından yapılmış olup (115) hem anne hem de baba formlarının üniversite örneklemindeki iç tutarlık katsayılarının yüksek olduğu bulunmuştur. Ölçeklerden alınan yüksek puanlar güvenli bağlanmayı, düşük puanlar ise güvensiz bağlanmayı göstermektedir.

SONUÇ

Bağlanma ile ilişkili çalışmalar Bowlby' den başlayarak uzun süredir devam etmektedir. Bu çalışmalara bakıldığında; ilk dönemde bağlanma tiplerinin oluşturulması üzerinde yoğunlaşan çalışmalar zamanla bağlanmanın süreğenliği üzerinden ilerlemiştir. Bağlanmanın devam eden bir süreç olduğu ve insan yaşamının başta diğer insanlarla ilişkiler olmak üzere birçok alanını etkilediği görülmektedir.

Son yıllarda, anne-çocuk ilişkisi konusunda yapılan araştırmaların önemli bir bölümünü bağlanma konusunun oluşturduğu görülmektedir. Bu durumun en önemli nedeni ise, anne-baba çocuk ilişkisini araştırmanın her iki nesil için de giderek önem kazanmasıdır. Ayrıca bağlanmanın çift yönlü bir süreç olmasına ve yaşam boyu devam ediyor olmasına yapılan vurgunun artması, ergenlik ve erişkinlik döneminde yapılan bağlanma araştırmalarına ve bu alanda geliştirilen görüşme yöntemlerinin geliştirilmesine de hız kazandırmıştır. Çünkü sağlıklı bir bağlanma geliştirmek tüm hayat boyunca sağlıklı iletişim, güçlü ilişkiler, iyi bir fiziksel sağlık ve psikopatolojiler yönünden daha az riskin bir göstergesi olarak kabul edilmektedir ve erişkin hayatta erişkinin bağlanma paternine dair bilgi sahip olmak, bireyin tüm alanlarda daha rahat anlaşılabilmesine ve mevcut psikopatolojilerin nedenlerinin ortaya çıkarılıp psikoterapilerinin planlanmasına olanak sağlamaktadır.

Bağlanmanın psikpatolojilerin etiyolojisinde rol oynadığını göstermek bu hastalıkların tedavisinde önemli bir adımdır. Bağlanma ile ilgili yapılabilecek müdaheleler, bu hastalıkların tedavisine farklı bir bakış açısıyla yaklaşmamızı sağlayacaktır. Psikiyatrik bozuklukların birçoğunun multifaktöryel etiyolojiye sahip oldukları göz önünde bulundurulduğunda, bağlanma ile ilgili müdaheleler belki tek başlarına etkili olmayacaktır ancak diğer tedavilerle birleştirildiğinde hastalıklarla ilgili bir çok semptom üzerinde birlikte sağaltım sağlanabileceği düşünülmektedir.

Bağlanma konusunun psikopatolojiler dışında belki de en önemli rolü, koruyucu ruh sağlığı üzerinde olacaktır. Anne babaların, ebeveyn olmadan önce, çocuklarıyla sağlıklı bir bağlanma geliştirebilmeleri ile ilgili bir eğitimden geçirilmeleri, güvenli bağlanan bireylerin artışına ve dolayısıyla psikolojik açıdan sağlıklı bireyler gelişiminde en önemli girişim olacaktır.

Bağlanmaya yönelik eğitim programlarının planlanması ve desteklenmesi bu anlamda yapılması gereken en önemli basamak oalrak tarafımızca vurgulanmaktadır.

KAYNAKLAR

1. Bowlby J. A secure Base : Parent- child attachment and healthy human development. New York Basics 1988
2. Karabekiroğlu K. Anne Bebek Etkileşimi ve Bağlanmanın Biyolojisi. 21. Ulusal Çocuk ve Ergen Kongresi Özet Kitabı 2011: 37-38
3. Hazan C, Shaver PR, Attachment as an Organizational Framework for Research on Close Relationships. Psychological Inquiry 1994 ;5-1: 4-17.
4. Bowlby J. Attachment, Second Edition, New York, Basic Books, 1982
5. Rees CA. Thinking about children's attachments. Arch Dis Child 2005;90,1058–1065.
6. Spitz RA, Wolf KM. Anaclitic Depression: An Inquiry into the Genesis of Psychiatric Conditions in Early Childhood. Psychoanalytic Study of the Child 1944: 2;313-342
7. Goldfarb W. The Effects of Early İnstitutional Care on Personality. Journal of Experimental Education, 1943;12: 106-129,
8. Goldfarb W. Psychological Privation in İnfancy and Subsequent Adjustment. American Journal of Orthopsychiatry,1945;15:250-260
9. Goldfarb W. Variations in Adolescent Adjustment of İnstitutionallyreared Children. American Journal of Orthopsychiatry,1947;17:449-457
10. Goldfarb W. Infant Rearing and Problem Behavior , American Journal of Orthopsychiatry,1943;13:249-260
11. Bowlby J. Kırk Dört Çocuk Hırsız: Kişilikleri ve Yaşamları. İnternational Journal of Psycho- Analysis,25,1952, 107-127: Hazan C, Shaver PR 'nin "Attachment as an Organizational Framework for Research on Close Relationships" adlı yayınından 1994; 5-1:4
12. Bowlby J. Anne Bakımı ve Ruh Sağlığı, Geneva, Dünya Sağlık Örgütü Raporu: Hazan C, Shaver PR 'nin "Attachment as an Organizational Framework for Research on Close Relationships" adlı yayınından 1994; 5-1:4
13. Bowlby J. Attachment. Penguin Books 1971; 250-400

14. Bowlby J. The making and Breaking of Affectional Bonds, Londra: Tavistock, 1979;129
15. Bowlby J. Charles Darwin: A New Life. Newyork, Norton 1991: Yörükhan T.'nin "Bağlanma ve Sonraki Yaşlarda Görülen Etkileri" adlı kitabından: İş Bankası Yayınları 2011; 38
16. Bowlby J. Attachment and Loss, Vol. II. Separation, Anxiety and Anger. New York, Basic Books, 1973.
17. Ainsworth MDS (1989) Attachment beyond infancy. Am Psychologist 44(4):709-716.
18. Ainsworth MDS, Bowlby J. An Ethological Approach to Personality Development. American Psychologist 1991; 46-4: 333-341.
19. Piaget, J. The development of thought (A.Rosin, Çev.).1977 NewYork: The Viking Press.
20. Hamarta, E. Üniversite Öğrencilerinin Yakın İlişkilerindeki Bazı Değişkenlerin (Benlik Saygısı, Depresyon ve Saplantılı Düşünme) Bağlanma Stilleri Açısından İncelenmesi 2004. Yayınlanmamış Doktora Tezi.Konya: Selçuk Üniversitesi.
21. Bowlby J. Attachment and loss, Vol. 1.Attachment, Basic 1982, New York.
22. Ainsworth MDS, Blehar MC, Waters E ve ark. Patterns of attachment: Assessed in the Strange Situation and at home 1978. Hillsdale, NJ: Erlbaum
23. Bartholomew K, Horowitz LM. Attachment styles among young adults: A test of a four-category model. Journal of Personality and Social Psychology 1991; 61:226-244.
24. Schrier AM, Harlow HF. Effect of reserpine on avoidance of humans by rhesus monkeys. The Journal of general psychology 1958; *59*(2): 149-155.
25. Hortaçsu N. İnsan İlişkileri 1991, İmge Kitabevi. Ankara.
26. Keskin G, Çam O. Ergenlik ve Bağlanma Süreci: Ruh Sağlığı Açısından Literatürün Gözden Geçirilmesi. New/Yeni Symposium Journal 2009; 47-2: 53-57.

27.Kaplan HI, Sadock BJ, Grebb JA. Synopsis of Psychiatry.Baltimore Maryland, 1994: 161-165

28.Soysal AŞ, Bodur Ş, İşeri E, Şenol S. Bebeklik Dönemindeki Bağlanma Sürecine Genel Bir Bakış. Klinik Psikiyatri 2005;8.88-99

29.Zeanah CH, Boris NW, Larriey JA (1997) Infant development and developmantal risk: a review of the past 10 years. J Am Acad Child Adolescent Psychiatry, 36(2): 165-178.

30.Benoit D, Zeenah CH, Barton ML. Maternal Attachment Disturbances in failure to thrive. Infant Mental Health Journal 1989; 10:185-202

31.Zeanah CH, Benoit D, Barton M ve ark. (1993) Representations of attachment in mothers and their one year old infants. J Am Acad Child Adolescent Psychiatry, 32 (2): 278-286.

32.Lowinger S, Dimitrovsky L, Strauss H, Mogilner C (1995) Maternal social and physical contact: links to early infant attachment behaviors. J Genet Psychol; 156: 461-476

33.Çakır S. Evli Bireyleri Evlilik Uyumlarınn Ana Babalarına Bağlanma Düzeyleri ve Demografik Değişkenler Açısından İncelenmesi. Yüksek Lisans Tezi, Ankara Üniversitesi Eğitim Bilimleri Enstitüsü, Ankara, 2008

34.Bretherton I, Munholland KA. Internal working models in attachment relationships. A construct revisited. In Handbook of Attachment. Theory, Research and Clinical Applications, 1st Ed. (Eds J Cassidy, PR Shaver):89-114. New York, Guilford Press, 1999.

35.Bretherton I. The origins of attachment theory: John Bowlby and Mary Ainsworth. In Attachment Theory: Social, Developmental and Clinical Perspectives (Eds. S Goldberg, R Muir, J Kerr):45-84. Hillsdale, NJ, The Analytic Press, 2000.,

36.Waters T. Learning to Love: From Your Mother's Arms To Your Lover's Arms. The Medium (Voice of the University of Toronto) 2004: 30-19; 1-4

37. Allen JP, Moore CM, Kuperminc G, Bell K. Attachment and adolescent psychosocial functioning. Child Development 1998; 69: 1406-1419.

38. Raja SN, McGee R, Stanton WR. Perceived attachments to parents and peers and psychological well-being in adolescence. J Youth Adolesc 1991; 21:471-485.

39. Güvenir T, Bağlanma Kuramı: In Aysev AS, Taner YI (editors), Çocuk ve Ergen Ruh Sağlığı ve Hastalıkları: İstanbul 2007: 48-50

40. Sroufe LA. Attachment and development: A prospective, longitudinal study from birth to adulthood. Attachment & Human Development 2005; 7(4): 349-367

41. Finnegan RA, Hodges EVE, Perry DG. Preoccupied and avoidant coping during middle childhood. Child Develop 1996;67: 1318-1328.

42. Tyrell CL, Dozier M. Effective treatment relationships for persons with serious psychiatric disorders: The importance of attachment states of mind. Journal of Consulting and Clinical Psychology, 1999: 67(5);725-733

43. Rosenstein DS, Horowitz HA. Adolescent attachment and psychopathology. Journal of Consulting and Clinical Psychology, 1996: 64(2);244-253.

44. Cooper MI, Shaver PR, Collins NI. Attachment Styles, Emotion Regulation and Adjustment in Adolescence. J Personality Social Psychol 1998: 74; 1380-1397

45. Furman W, Buhrmester D. Age and sex differences in perceptions of networks of personal relationships. Child Dev 1992; 63:103-115.

46. Nickerson A, Nagle R. Parent and peer attachment in late childhood and early adolescence. J Early Adolesc 2005; 25:223-249.

47. Larson R, Richards M, Moneta G, Holmbeck G, Duckett E. Changes in adolescent's daily interactions with their families from ages 10 to 18: Disengagement and transformation. Dev Psychol 1996; 32:744-754.

48. Laible D. Attachment with parents and peers in late adolescence: Links with emotional competence and social behavior. Pers Individ Dif 2007; 43:1185-1197.]
49. Lapsey N, Varshney, Aalsma M. Pathological attachment and attachment style in late adolescence. J Adolescence 2000: 23;137-155
50. Shaver PR, Mikulincer M. Attachment-related psychodynamics. Attach Hum Dev 2002; 4:133-161.,
51. Rice K. Attachment in adolescence: A narrative and meta-analytic review. J Youth Adolesc 1990; 19:511-538
52. Kobak R, Cole H, Ferenz-Gillies R, Fleming W, Gamble W. Attachment and emotion regulation during mother-teen problem solving: A control theory analysis. Child Dev 1993; 64: 231-245
53. Eşel E. Aşkın Biyolojik ve Evrimsel Temelleri. New/Yeni Symposium Journal 2007: 45-1; 21-27
54. Bartholomew K. Adult Attachment processes : individual and couple perspectives. Br J Med Psychol 1997: 70;249-263
55. Weiss RS. Attachment in Adults: In Parkes CM&Hinde JS(editors), The Place of Attachment in Human Bahovior, New York Basics: 171-184: Hazan C, Shaver PR 'nin "Attachment as an Organizational Framework for Research on Close Relationships" adlı yayınından 1994; 5-1: 14-15
56. Main M, Kaplan N, Cassidy J. Security in infancy, childhood and adulthood: A move to the level of representation. Monogr Soc Res Child Dev 1985; 50(1-2):66-104
57. Main M, Goldwyn R. Adult Attachment Scoring and Classification System. Yayınlanmamış nüsha. Department of Psychology, University of California, Berkeley: Masterson JF.'nın "Bağlanma Kuramı ve Nörobiyolojik Kendilik Gelişimi Açısından Kişilik Bozuklukları" adlı kitabından. Litera Yayıncılık 2008;25-26

58.Crowell JA, Treboux D, Waters S. Stability of Attachment Representations: The Transition to Marriage. Developmental Psychology 2002; 38: 467-479Main M, Kaplan N, Cassidy J. Security in infancy, childhood and adulthood: A move to the level of representation. Monogr Soc Res Child Dev 1985; 50(1-2):66-104.

59.Warren SL, Bost KK, Roisman GI. Effects of Adult Attachment and Emotional Distractors on Brain Mechanisms of Cognitive Control. Psychol Sci. 2010 December 1; 21(12): 1818–1826.

60.Morsünbül Ü, Çok F. Bağlanma ve İlişkili Değişkenler. Psikiyatride Güncel Yaklaşımlar-Current Approaches in Psychiatry 2011; 3(3):553-570.

61.Leckman JF, Herman AE. Maternal behavior and developmental psychopathology. Biol Psychiatry 2002, 51(1): 27-43.

62.Panksepp J. Textbook of Biological Psychiatry, Wiley- Liss Publication New Jersey 2004

63.Insel TR, Harbaugh CR. Lesions of the hypothalamic paraventricular nucleus disrupt the initation of maternal behavior. Physiol Behav 1989:45;1033-1041

64.Swain JE, Lorberbaum JP, Kose S ve ark. (2007) Brain basis of early parent-infant interactions: psychology, physiology, and in vivo functional neuroimaging studies. J Child Psychol Psychiatry, 48(3-4):262-287.

65.Leckman JF, Feldman R, Swain JE ve ark. Primary parental preoccupation: circuits, genes, and the crucial role of the environment. J Neural Transm 2004, 111(7):753-771.

66.Debiec J .From affiliative behaviors to romantic feelings: a role of nanopeptides. FEBS Lett,2007: 581; 2580-2586

67.Insel TR. Oxytocin - a neuropeptide for affiliation: Evidence from behavioral, receptor autoradiographic, and comparative studies. Psychoneuroendocrinol 1992,17;3-35.

68.Özbaran B, Bildik T. Bağlanmanın Nörobiyolojisi. Çocuk ve Gençlik Ruh Sağlığı Dergisi 2006: 13 (3);137-144

69. Young LJ . The neurobiology of social recognition, approach, and avoidance. Biol Psychiatry 2002: 51;18-26
70. Winslow JT, Insel TR. Neuroendocrine basis of social recognition. Curr Opin Neurobiol 2004: 14;248-253.
71. Dixson AF, George L. Prolactin and parental behaviour in a male New World primate. Nature 1982: 299;551-553.
72. Stack EC, Balakrishnan R, Numan MJ ve ark. A functional neuroanatomical investigation of the role of the medial preoptic area in neural circuits regulating maternal behavior. Behav Brain Res 2002: 131(1-2);17-36
73. Lucas BK, Ormandy CJ, Binart N ve ark. Null mutation of the prolactin receptor gene produces a defect in maternal behavior. Endocrinology 1998: 139(10); 4102-4107.
74. Anderson GM, Grattan DR, van den Ancker W ve ark. (2006) Reproductive experience increases prolactin responsiveness in the medial preoptic area and arcuate nucleus of female rats. Endocrinology 2006: 147; 4688-4694.
75. Insel TR. Is social attachment an addictive disorder? Physiol Behav 2003: 79;351-357.
76. Francis DD, Young LJ, Meaney MJ ve ark. Naturally occuring differences in maternal care are associated with the expression of oxytocine and vasopressin (V1a) receptors: Gender differences. J Neuroendocrinol 2002;14: 349-353.
77. Proverbio AM, Brignone V, Matarazzo S ve ark. Gender differences in hemispheric asymmetry for face processing. BMC Neurosci 2006: 7;44.
78. Bartels A, Zeki S. The neural correlates of maternal and romantic love. Neuroimage 2004: 21; 1155-1166.
79. Brunton PJ, Russell JA. The expectant brain: adapting for motherhood. Nat Rev Neurosci 2008: 9(1);11-25.
80. Bartels A, Zeki S. The neural basis of romantic love. Neuroreport 2000: 11; 3829-3834.

81. Aron A, Fisher H, Mashek DJ ve ark. () Reward, motivation, and emotion systems associated with early-stage intense romantic love. J Neurophysiol 2005: 94; 327-337.
82. Esel E. Anneliğin Nörobiyolojisi. Türk Psikiyatri Dergisi 2010: 21(1); 68-78.
83. Moriceau S, Sullivan RM. Neurobiology of infant attachment. Dev Psychobiol 2005: 47(3); 230-242.
84. Winslow JT, Insel TR .The social deficits of the oxytocin knockout mouse. Neuropeptides 2002:36:221-229.
85. Öztürk MO. Ruh sağlığı ve bozukluklan, Nobel Tıp Kitapevleri, s:566-570, Ankara, 2002.
86. Karen R. Becoming attached, Oxford University Press, New York, s: 6-107, 1998.
87. American Psychiatric Association. Diagnostic and statistical manual of mental disorders (4th ed., text revision). Washington, DC, 2000.
88. Guttmann-Steinmetz S, Crowell J. Attachment and externalizing disorders: A developmental psychopathology perspective. Journal of the American Academy of Child & Adolescent Psychiatry 2006: 45; 440-451
89. Mangelsdorf SC, Frosch CA. Temperament and attachment: one construct or two? Adv Child Dev Behav 1999: 27; 181-220.
90. Scinto A, Marinangeli MG, Kalyvoka A, Daneluzzo E, Rossi A. The use of the Italian version of the Parental Bonding Instrument (PBI) in a elinical sample and in a student group: an exploratory and confirmatory factor analysis study. Epidemiol Psichiatr Soc 1999; 8: 276-283.
91. Martin G, Waite S. Parental bonding and vulnerability to adolescent suicide Acta Psychiatr Scand 1994; 89 :246-254.
92. Warren SL, Huston L, Egeland B, Sroufe LA. Child and adolescent anxiety disorders and early attachment. J Am Acad Child Adolesc Psychitary 1997; 36:637-644.

93.Çetin FÇ. Gelişimsel psikopatolojinin temel kavramları. In Çocuk ve Ergen Psikiyatrisi Temel Kitabı (Eds FÇ Çetin, A Coşkun, E İşeri, R Uslu):141-142. Ankara, Hekimler Yayın Birliği, 2008.

94.Eng W, Heimberg RG, Hart TA, Schneier FR, Liebowitz MR. Attachment in individuals with social anxiety disorder: the relationship among adult attachment styles, social anxiety, and depression. Emotion 2001; 1:365-380.65.

95.Bifulco A, Kwon J, Jacobs C, Moran PM, Bunn A, Beer N. Adult attachment style as mediator between childhood neglect/abuse and adult depression and anxiety. Soc Psychiatry Psychiatr Epidemiol 2006; 41:796-805.

96.Smith M, Calam R, Bolton C. Psychological factors linked to self-reported depression symptoms in late adolescence. Behav Cogn Psychother 2009; 37:73-85.

97. Marazzati D, Dell'osso B, Catena Del'Osso M, Consoli G, Del Debbio A, Munqai F et al. Romantic attachment in patients with mood and anxiety disorders. CNS Spectr 2007; 12:751-756.

98.Fonagy P, Leigh T, Steele M, Steele H, Kennedy R, Mattoon G. The relation of attachment status, psychiatric classification, and response to psychotherapy. J Consult Clin Psychol 1996; 64:22-31. 73.

99.Fonagy P, Target M, Gergely G. Attachment and borderline personality disorder: A theory and some evidence. Psychiatr Clin North Am 2000; 23:103-122.]

100. Ciechanowski PS, Walker EA, Katon WJ, Russo JE. Attachment theory: A model for health care utilization and somatization. Psychosom Med 2002; 64:660-667.

101. Ponizovsly AM, Nechamkin Y, Rosca P. Attachment patterns are associated with symptomatology and course of schizophrenia in male inpatients. Am J Orthopsychiatry 2007; 77:324.-331.]

102. Gilbert P, McEwan K, Hay J. Social rank and attachment in people with a bipolar disorder. Clin Psychol Psychother 2007; 14:48-53.
103. Joyce PR. Parental bonding in bipolar affective disorder. J Affect Disord 1984; 7:319-324.
104. Morriss RK, van der Guht E, Lancaster G, Bentan RP. Adult attachment in bipolar 1 disorder. Psychol Psychother 2009; 82:267-277.]
105. Kökçü F, Kesebir S. İki uçlu olgular ve çocuklarında bağlanma biçiminin mizaç, kişilik ve klinik özellikler ile ilişkisi: kontrollü bir çalışma. Turk Psikiyatri Derg 2010; 21:309-318.
106. Vahip I, Kocadere M. Psikososyal-psikoterapötik yaklaşım ve girişimler. İki Uçlu Duygudurum Bozuklukları Sağaltım Kılavuzu (Eds S Vahip, O Yazıcı):107-130. Türkiye Psikiyatri Derneği, Ankara, 2003.
107. Ainsworth MDS. Object relations, dependency and attachment : Atheo retical review of the infant-mother relationship. Child development 1969: 40; 969–1025.
108. Kerns KA, Klepac L, Cole A. Peer relationships and preadolescents' perceptions of security in the childmother relationship. Developmental Psychology 1996, 32, 457- 466.
109. Kerns KA, Tomich PL, Aspelmeier JE, Contreras JM (). Attachment-based assessments of parentchild relationships in middle childhood. Developmental Psychology 2000: 36 (5); 614-626
110. Suess JG, Grossmann KE, Sroufe LA. Effects of infant attachment to mother and father on quality of adaptation in preschool: From dyadic to individual organization of self. International Journal of Behavior Development 1992: 15; 43-65.
111. Grossmann K, Grossmann KE, Fremmer-Bombik E, Kindler H, Scheurer-Englisch H, Zimmerman P (). The uniqueness of the child-father attachment relationship: Fathers' sensitive and challenging play as a pivotal variable in a 16-year longitudinal study. Social Development 2002: 11; 307-331.

112. Sümer N, Şendağ MA. Orta Çocukluk Döneminde Ebeveynlere Bağlanma, Benlik Algısı ve Kaygı. Türk Psikoloji Dergisi 2009: 24 (63); 86-101.

113. Finnegan RA, Hodges EVE, Perry DG. Preoccupied and avoidant coping during middle childhood. Child Development 1996: 67; 1318–1328.

114. Armsden GC, Greenberg MT. The Inventory of Parent and Peer Attachment: Individual differences and their relationship to psychological well-being in adolescence. Journal of Youth and Adolescence 1987: 16; 427–454.

115. Günaydın G, Selçuk E, Sümer N, Uysal A. Ebeveyn ve arkadaşlara bağlanma envanteri kısa formu'nun psikometrik açıdan değerlendirilmesi. Türk Psikoloji Yazıları 2005: 8 (16); 13-23.

116. Ammaniti M, van IJzendoorn MH, Speranza AM, Tambelli R. Internal working models of attachment during late childhood and early adolescence: An exploration of stability and change. Attachment and Human Development 2000: 2; 328–346.

117. Target M, Fonagy P, Shmueli-Goetz Y. Attachment representations in school-age children:The development of the Child Attachment Interview (CAI). Journal of Child Psychotherapy 2003: 29; 171–186.

118. Bretherton I, Ridgeway D, Cassidy J. Assessing internal working models of the attachment relationship: An attachment story completion task for 3-year-olds. In M. Greenberg, D. Cicchetti, & E.M. Cummings (Eds.), Attachment in the preschool years: Theory, research, and intervention (pp. 273–308). 1990, Chicago, IL: University of Chicago Press.

119. Granot D, Mayseless O. Attachment security and adjustment to school in middle childhood. International Journal of Behavioral Development 2001: 25; 530–541.

120. Slough NM, Greenberg MT. Five-year-olds' representations of separation from parents: Responses from the perspective of self and other.

In I. Bretherton & M.W. Watson (Eds.), Children's perspectives on the family (pp. 67–84). 1990. San Francisco: Jossey-Bass

121. Hansburg HG. Adolescent separation anxiety: Vol. 1. A method for the study of adolescent separation problems 1972. Springfield, IL: Charles C. Thomas.

122. Resnick G. (). Measuring attachment in early adolescence: A manual for the administration, coding and interpretation of the Separation Anxiety Test for 11- to 14-year-olds. Unpublished Manuscript 1993, Westat, Rockville, MD.

123. Crowell JA , Treboux D. A Review of Adult Attachment Measures: Implications for Theory and Research. Social Development 1995; 4: 294-327

124. Waters S, Merrick S, Treboux D, Crowell J. Attachment Security in Infancy and Early Adulthood: A 20-Year Longitudinal Study. Child Development 2000; 71-3: 684-689

125. Fonagy P, Steele M, Moran G. The capacity for understanding psychiatric classification and response to psychotherapy. Journal of consulting and Clinical Psychology 1996;64: 22-31

126. Crowell JA, Treboux D. Secure Base Behavior in Adulthood: Measurement, Links to Adult Attachment Representations, and Relations to Couples' Communication Skills and Self-reports. Development Psychology 2002; 1-19

127. Waters, E.,Crowell, J.,Treboux, D.,Merrick, S., & Albersheim, L. Attachment Security from Infancy to Early Adulthood: A 20-Year Longitudinal Study 1995. Poster, Biennial Meeting of the Society for Research in Child

128. Van Ijzendoorn MH, Rutgers AH, Bakermans-Kranenburg MJ ve ark. Parental sensitivity and attachment in children with autism spectrum disorder: comparison with children with mental retardation, with language delays, and with typical development. Child Dev 2007, 78:597-608.

129. Kesebir S, Kavzoğlu SÖ, Üstündağ MF. Bağlanma ve Psikopatoloji. Psikiyatride Güncel Yaklaşımlar-Current Approaches in Psychiatry 2011; 3(2):321-332

130. Horowitz LM, Rosenberg SE, Bartholomew K. Interpersonal problems, attachment styles, and outcome in brief dynamic psychotherapy. Journal of Consulting and Clinical Psychology 1993; 61:549-560.

131. Kenneth Ma. Attachment theory in adult psychiatry. Part 1: Conceptualisations, measurement and clinical research findings. Advances in Psychiatric Treatment 2006:12; 440–449

132. Borman-Spurrell, E.,Allen, J.,Hauser, S.,Carter, A., & Cole-Detke, H. Attachment in young adulthood:How different measures of adult attachment relate to adjustment. Manuscript in preparation 1994, Harvard University

133. Kobak, Rogers, Hazan, Cindy. Attachment in marriage: Effects of security and accuracy of working models. Journal of Personality and Social Psychology 1991: 60(6);861-869.

134. Feeney, J.A. & Noller, P. (1990). Attachment Style as Predictor of Adult Romantic Relationships. Journal of Personality and Social Psychology, 58 (2),281-291.

135. Solmuş, T. Bağlanma ve Aşkın iki Yüzü. 1. Baskı. Epsilon Yayıncılık, İstanbul

136. Hazan C, Shaver PR. Romantic love conceptualized as an attachment process. Journal of Personality and Social Psychology 1987; 52.511- 524

137. Alp EI. A validation study of two attachment inventories with Turkish young adults. Unpublished master thesis, 1998, İstanbul, Bogazici University, Turkey.

138. Sümer N, Güngör D. Yetişkin Bağlanma Stilleri Ölçeklerinin Türk Örneklemi Üzerinde Psikometrik Değerlendirmesi ve Kültürlerarası Bir Karşılaştırma. Türk Psikoloji Dergisi 1999: 14(43); 71-106.

139. Griffin D, Bartholomew K. The metaphysics of measurement: The case of adult attachment. In K. Bartholomew and D. Perlman (Eds.), Attachment

processes in adulthood: Advances in personal relationships (Vol. 5, pp. 17-52), 1994, London: Jessica Kingsley Publishers.

140. Pierce GR, Sarason IG, Sarason BR. General and Relationship Based Perceptions of Social Support: Are Two Constructs beter than one?. Journal of Personality and Social Psychology 1991;61:1028-1039

141. Özabacı N. İlişki Niteliği Ölçeği' nin Türkçe Uyarlaması: Geçerlik ve Güvenirlik Çalışması. Eğitim ve Bilim 2011;36-162:159-166.

142. Parker G, Tupling H, Brown LB ve ark. A parental bonding instrument. Br J Med Psychol 1979: 52; 1-10.

143. Uehara T, Sato T, Sakado K ve ark. Parental bonding instrument and the inventory to diagnose depression lifetime version in a volunteer sample of Japanese workers. Depress Anxiety, 1998: 8:65-70.

144. Chambers JA, Power KG, Durham RC ve ark. Parental styles and long-term outcome following treatment for anxiety disorders. Clin Psychol Psychother 2004: 11; 187-198.

145. Willinger U, Heiden AM, Meszaros K ve ark. Schizophrenia and schizoaffective disorder, considering premorbid personality traits. Austr N Z J Psychiatry 2002: 36; 663-668.

146. Violato C, Arato J. Childhood attachment and adolescent suicide: a stepwise discriminant analysis in a case comparison study. Ind Diff Res 2004: 2; 162-168.

147. Meyer C, Gillings K. Parental bonding and bulimic psychopathology: the mediating role of mistrust/abuse beliefs. Int J Eating Disord 2004: 35; 229-233.

148. Gerra G, Angioni L, Zaimovic A ve ark. Substance use among high-school students: relationships with temperament personality traits and parental care perception. Subst Use Misuse 2004: 39; 345-367.

149. Myhr G, Sookman D, Pinard G ve ark. Attachment security and parental bonding in adults with obsessive-compulsive disorder: a comparison with

depressed out-patients and healthy controls. Acta Psychiatr Scand 2004: 109; 447-456.

150. Kapçı EG, Küçüker S. Ana Babaya Bağlanma Ölçeği: Türk Üniversite Öğrencilerinde Psikometrik Özelliklerinin Değerlendirilmesi. Türk Psikiyatri Dergisi 2006; 17(4):286-295.

.